肿瘤防治科普丛书

泌尿系统肿瘤

主 编

周 宏 罗 宏

副主编

刘 南 袁 方

人民卫生出版社

图书在版编目（CIP）数据

泌尿系统肿瘤 / 重庆市肿瘤医院，重庆大学附属肿瘤医院组织编写 . —北京：人民卫生出版社，2018

（肿瘤防治科普丛书）

ISBN 978-7-117-26530-0

Ⅰ. ①泌…　Ⅱ. ①重…②重…　Ⅲ. ①泌尿系肿瘤 –防治　Ⅳ. ①R737.1

中国版本图书馆 CIP 数据核字（2018）第 070732 号

人卫智网	www.ipmph.com	医学教育、学术、考试、健康，
		购书智慧智能综合服务平台
人卫官网	www.pmph.com	人卫官方资讯发布平台

肿瘤防治科普丛书：泌尿系统肿瘤

组织编写：重庆市肿瘤医院　重庆大学附属肿瘤医院
出版发行：人民卫生出版社（中继线 010-59780011）
地　　址：北京市朝阳区潘家园南里 19 号
邮　　编：100021
E - mail：pmph @ pmph.com
购书热线：010-59787592　010-59787584　010-65264830
印　　刷：三河市潮河印业有限公司
经　　销：新华书店
开　　本：889×1194　1/32　印张：4
字　　数：111 千字
版　　次：2018 年 5 月第 1 版　2019 年 3 月第 1 版第 2 次印刷
标准书号：ISBN 978-7-117-26530-0/R·26531
定　　价：25.00 元

打击盗版举报电话：010-59787491　E-mail：WQ @ pmph.com
（凡属印装质量问题请与本社市场营销中心联系退换）

丛书编委会
（排名不分先后）

《泌尿系统肿瘤》编委会成员

（排名不分先后）

主 编

周 宏 罗 宏

副主编

刘 南 袁 方

编 委

周 宏 罗 宏 刘 南 袁 方 鲜 鹏
戴君勇 宋彦平 李 元 唐显力

序言一

众所周知，恶性肿瘤已成为威胁人类生命和健康的首要敌人。不论城市还是农村，肿瘤都是中国居民的主要死亡原因。肿瘤防治是生命科学研究领域的难题。全球癌症报告显示：2012 年，中国新增 307 万癌症患者并造成约 220 万人死亡，分别占全球总量的 21.9% 和 26.8%；中国肿瘤发病率以每年大约 3% 的速度递增，中国新增和死亡病例世界第一。由于人们对肿瘤预防认知不足，缺乏癌症筛查和早诊早治的意识，就诊普遍偏晚，导致中国癌症死亡率高于全球平均水平。

习近平总书记在全国卫生与健康大会上指出，没有全民健康，就没有全面小康，要把人民健康放在优先发展的战略地位，加快推进健康中国建设。基于我国肿瘤防治严峻形势，可以说，健康中国，肿瘤先行，科普优先。肿瘤防治科学知识的普及，对于提高全民防癌意识，正确认识肿瘤筛查，科学理解肿瘤诊治，降低肿瘤发病率，提高治愈率，节约社会卫生资源，提升我国健康水平，具有极其重要的意义。

近年来，国内肿瘤防治工作者已编写了多本肿瘤防治科普书籍，从不同角度与层面介绍肿瘤防治相关科普知识，但瘤种全覆盖的成套肿瘤防治科普丛书尚缺乏。吴永忠教授团队长期从事肿瘤防治工作，具有丰富的经验，创新性地在重庆构建了"一网一链"肿瘤防治体系。本丛书的编写顺应国家重视科普，大力向全社会推广医学科普知识的要求，以系统介绍肿瘤防治"一链"科普知识，即围绕肿瘤的认识预防、早期筛查、规范诊疗、康复管理为一体的完整诊疗服务链为鲜明特色，科学实用地介绍有关防癌抗癌的科普知识。

该丛书以一问一答的形式，通过通俗易懂的语言，生动形象的插图，站在患者角度介绍临床实际中的常见问题，力图将肿瘤医学专业知识变为普通民众易懂易记的常识。相信该丛书将对提高患者及家属对肿瘤总体认识、增强全民防癌抗癌知识起到重要的推进作用。期盼该丛书能够早日出版发行！

中国工程院院士
于金明
2018 年 2 月

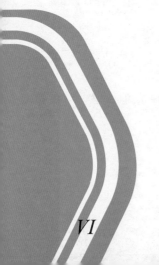

序言二

　　作为全国癌症防治协作网络成员单位、区域性肿瘤防治中心的重庆市肿瘤医院长期肩负恶性肿瘤防治任务，已经形成融科普宣教、早期筛查、规范诊疗、康复管理为一体的肿瘤完整诊疗服务链。

　　近年来，我国恶性肿瘤死亡率呈明显上升趋势，已成为城乡居民的第一位死因，严重影响人民群众健康及生命安全。对于恶性肿瘤来说，预防胜于治疗。因此，加强肿瘤预防的科普教育刻不容缓，也是重庆市肿瘤医院为提高大众的肿瘤预防科普知识、提高综合医疗服务质量以及提高国民生活素质应尽的责任！

　　为此，重庆市肿瘤医院组织全院专家编写本套《肿瘤防治科普丛书》，普及防癌知识和科学理念，引导公众关注癌症和癌症患者；正确认识癌症的成因、预防和治疗，消除癌症认识误区；推广科学规范的诊疗模式，切实提高癌症防治水平；帮助癌症患者及其家属树立正确认识癌症的观念和战胜癌症的信心，提高患者生命质量！

重庆市肿瘤医院 重庆大学附属肿瘤医院 院长
中国抗癌协会肿瘤放射治疗专业委员会副主任委员
重庆市医学会肿瘤专委会主任委员
吴永忠
2018 年 3 月

前言

　　泌尿系统肿瘤为我国常见恶性肿瘤，其发病率呈逐年明显上升趋势。据报道，2013年我国男性恶性肿瘤发病率中，前列腺癌已经上升至第6位、膀胱癌上升至第7位；我国女性泌尿系统恶性肿瘤，尤其是肾癌的发病率也在逐年升高。

　　随着科技进步和医疗水平提高，近年来泌尿系统肿瘤的诊疗方案、治疗手段及预后明显改善，大部分泌尿系统恶性肿瘤治疗后的生活质量明显提高。但由于早期诊断率低，很多泌尿系统肿瘤尤其是前列腺癌常常到了中晚期才被发现，导致其死亡率很高。临床工作中我们发现，很多病人和家属对泌尿系统肿瘤认识不足，有些没有早期发现，有些早早放弃治疗，以致错过最佳治疗时机，给患者及其家庭身心健康带来了的巨大伤害，实属可惜可叹。

　　为帮助大众认识和了解泌尿系肿瘤的一般知识，减轻对此类疾病的畏惧，我们编写了本书。书中，我们尽量将复杂的医学知识以易懂易记的方式讲述，介绍泌尿系统最常见恶性肿瘤的病因、诊断、治疗及预后康复管理知识，力求增强大众对泌尿系统肿瘤早诊早治的意识，提高医学基本素质，以期挽救更多生命、造福更多家庭。

周宏 罗宏

2018 年 3 月

重庆市肿瘤医院
重庆大学附属肿瘤医院

重庆市肿瘤医院、重庆大学附属肿瘤医院、重庆市肿瘤研究所、重庆市癌症中心是集医疗、教学、科研、预防、康复为一体的国家三级甲等肿瘤专科医院，牵头重庆市肿瘤防治、科普宣传、技术研究和区域肿瘤专科人才培训；是国家肿瘤药物临床试验机构、重庆市肿瘤临床医学研究中心、重庆市肿瘤医疗质量控制中心、重庆市肿瘤放射治疗质量控制中心；是重庆市肿瘤防治办公室挂靠单位；是重庆市肿瘤防治科普基地和重庆市健康促进医院。

医院编制床位 1480 张，开放床位 1800 张，设有临床和医技科室 31 个，其中国家级重点专科 1 个、省级重点学科 4 个、省级临床重点专科 7 个、省级临床诊疗中心 3 个。医院年诊治病人 50 万余人次，住院病员 5.5 万余人次，外埠比例达 22%，病员来源实现了全国所有省市区全覆盖。医院专业技术人员占 90% 以上，其中高级专业技术人员 196 人，其中博士 106 人，硕士 328 人，博士硕士研究生导师 35 人，重庆市学术学科带头人 3 人，后备学术学科带头人 4 人，国务院政府津贴专家 9 人，重庆市有突出贡献的中青年专家 4 人。

医院拥有国家临床药物试验机构、国家博士后科研工作站、市级重点实验室、市级临床医学研究中心、市级专家工作室、市级协同创新中心、市级院士专家工作站、市级众创空间、重庆市肿瘤精准医学转化创新创业团队等国家级省部级研究平台 10 个；拥有国家级住院医师规范化培训基地、国家博士后科研工作站、重庆大学研究生联合培养点、广西医科大学研究生培养基地、重庆医科大学硕士联合培养点、重庆市护士规范化培训基地、重庆市肿瘤专科护士培训基地等教学平台 7 个。

按照重庆市战略定位及卫生区域规划，医院秉承"敬业、诚信、求实、创新"的院训与"向善向上、尚德尚学"的核心文化，积极构建以重庆市肿瘤医院牵头的"1515"区域肿瘤防治网，网内同质化建立肿瘤登记、科普宣教、早期筛查、规范诊疗、康复管理为一体的肿瘤完整诊疗服务链，形成"一网一链"区域肿瘤防治体系，引导人民群众正确认识肿瘤的防诊治，不断创新理念与革新技术，提高医疗服务品质，努力建成国家肿瘤区域医疗中心，为人民群众提供全方位全周期健康服务。

目　录

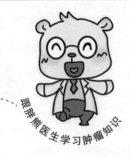

跟胖熊医生学习肿瘤知识

1　肾上腺肿瘤

肿瘤防治科普丛书——泌尿系统肿瘤

2 肾癌

3 膀胱癌

4 睾丸肿瘤

5 阴茎癌

6 前列腺癌

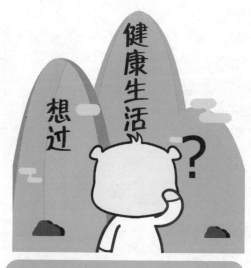

健康生活

想过

？

防病胜于治病

1

肾上腺肿瘤

什么是肾上腺?

肾上腺是人体非常重要的内分泌器官,由于位于两侧肾脏的上方,故名肾上腺,即肾脏上方的腺体。

肾上腺左、右各一个,位于肾脏的上方,共同被肾筋膜和脂肪组织所包裹。左肾上腺呈半月形,右肾上腺为三角形。

两侧肾上腺共重约30g。

肾上腺腺体分肾上腺皮质和肾上腺髓质两部分,外周部分是皮质,内部是髓质。两者在结构与功能上均不相同,实际上是两种不同的内分泌腺。

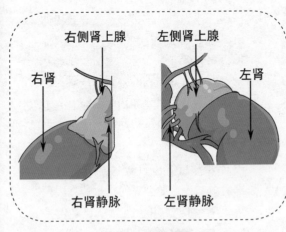

肾上腺的解剖结构

1

认识肾上腺

肾上腺可能对很多老百姓来说很陌生。顾名思义，肾上腺就是位于我们肾脏上方的内分泌腺，是人体重要的激素分泌场所。

◎ 肾上腺有什么作用？

别看肾上腺体积小，它在体内的作用非常大。可以说没有它，人体几乎不能存活。

肾上腺分泌的激素对维持人体正常机能及响应外界应激等有重要作用。

◎ 肾上腺结构及其功能如何？

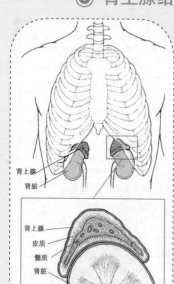

肾上腺
肾脏

肾上腺
皮质
髓质
肾脏

肾上腺的解剖结构

肾上腺由内、外两部分组成。

肾上腺外面是皮质，分泌醛固酮、皮质醇和少量的雌激素、雄激素。醛固酮对维持人体正常血压有重要作用。但如果分泌过多，会导致机体水钠潴留，进而引起高血压和低血钾。当人体处于应激状态时，比如感冒、发烧以及遇到突发事件的时候，皮质醇就发挥重要作用了。此时肾上腺皮质分泌大量的皮质醇，它就可动员机体的存储能源，为应对机体内部或者外部重要事件提供充分的物质准备。当皮质醇缺乏时，机体在经历重大事件时往往会因为缺乏足够应对能力而容易被外界压力所击倒。

肾上腺内部是髓质，分泌肾上腺素和去甲肾上腺素。这些激素在应激状态释放增多，能够帮助升高血压，加快心率，升高血糖，动员全身的储备物质，为机体与外界环境的抗争作好充分准备。

因此，肾上腺是人体极其重要的腺体器官。

◎ 肾上腺激素水平受什么因素影响？

肾上腺是人体重要的内分泌腺体。它的所有活动，受到上级——垂体和神经中枢的双重精细调节。比如，醛固酮的分泌受到肾脏肾素的调节，皮质醇和雄激素的分泌受到垂体促肾上腺皮质激素（ACTH）的调节。肾上腺素和去甲肾上腺素的分泌受到交感神经系统的调节。

◎ 肾上腺具体分泌哪些激素及其一般特点是什么呢？

皮质醇由肾上腺皮质的束状带分泌，受下丘脑—垂体—肾上腺轴的调控，其浓度受激素水平负反馈调节，主要促进糖异生、脂肪合成及蛋白分解。皮质醇的分泌具有明显的昼夜节律变化，外周血皮质醇的峰值在上午8～9点，低值在午夜24点，与"睡－醒"模式有关。

醛固酮由皮质球状带分泌，主要维持正常的血容量及血钾浓度。

肾上腺雄性激素主要由皮质网状带分泌，对青春期的发动有重要意义。女性成人每日肾上腺直接和间接产生的睾酮量占雄性激素日分泌量的50%，而在男性成人中则占日分泌量的2%。

肾上腺髓质分泌儿茶酚胺激素，包括去甲肾上腺素（norepinephrine，NE）、肾上腺素（epinephrine）和多巴胺（dopamine，DA）。

认识肾上腺肿瘤

肾上腺虽然是人体一个小小的器官，也会发生肿瘤，包括良性肿瘤和恶性肿瘤。由于这些肿瘤大多具有内分泌性质，会导致人体出现各种意想不到的症状。

◎ 肾上腺肿瘤常见的名称有哪些？

● 功能性肾上腺肿瘤

肾上腺皮质或髓质的肿瘤可分泌相应激素，并引起对应的内分泌功能紊乱和相关临床表现。

● 亚临床型肾上腺肿瘤

肿瘤分泌内分泌活性物质，只是其产生量还不足以导致明显的临床症状和体征，如亚临床型皮质醇症、亚临床型原发性醛固酮增多症以及隐匿功能嗜铬细胞瘤等。

● 无功能性肾上腺肿瘤

肿瘤能分泌激素，内分泌激素生化检查异常，但无相应的内分泌功能紊乱临床表现，或患者有腰痛、食欲不振、消瘦、发热等与肿瘤增大或出血、坏死有关的非特异性症状的肾上腺肿瘤。

◎ 什么是肾上腺肿瘤？

肾上腺肿瘤的分类可按其性质分为良性肿瘤和恶性肿瘤；按有无内分泌功能（如分泌某种激素引起高血压）分为非功能性肿瘤和功能性肿瘤；按发生部位分为皮质肿瘤、髓质肿瘤或转移瘤等。临床上需要手术干预的肾上腺肿瘤通常为功能性肿瘤或高度怀疑恶性（或术前无法鉴别良恶性）的肿瘤。

◎ 肾上腺肿瘤有几种类型？

发生于肾上腺的肿瘤可分为 4 大类：肾上腺皮质肿瘤、肾上腺髓质肿瘤、其他肾上腺肿瘤以及转移瘤。

肾上腺皮质肿瘤主要有肾上腺皮质腺瘤和肾上腺皮质癌两种。

肾上腺髓质肿瘤分为恶性嗜铬细胞瘤、良性嗜铬细胞瘤和混合性嗜铬细胞瘤 / 副神经节瘤 3 种。

其他肾上腺肿瘤又分为腺瘤样瘤、性索间质瘤及软组织和生殖细胞肿瘤 3 种。软组织和生殖细胞肿瘤又分为髓样脂肪瘤、畸胎瘤、神经鞘瘤、神经节瘤。

肾上腺转移瘤常见的有肺癌、肾癌、乳腺癌等肿瘤的肾上腺转移。

◎ 肾上腺肿瘤致病因素有哪些？

目前对肾上腺肿瘤的发病机制尚未明确，但多个研究显示，其发生可能与促肾上腺皮质激素的长期刺激有关，或长期高血压导致肾上腺动脉硬化而产生的继发性改变。

◎ 肾上腺肿瘤都需要治疗吗？

肾上腺肿瘤根据有无内分泌功能紊乱的症状及体征分为：功能性肾上腺肿瘤及无功能性肾上腺肿瘤。无功能性肾上腺肿瘤多为查体时发现的肾上腺偶发瘤，肿瘤直径小于 4cm 的无功能肾上腺偶发瘤等待观察是安全的，但如果在随访中发现肿瘤增大每年大于 1cm，或出现内分泌功能紊乱（此时表现为功能性肾上腺肿瘤），应选择手术治疗。

◎ 肾上腺肿瘤切除需注意什么呢？

肾上腺病变的外科处理主要原则为最大限度切除肿瘤并保留器官内分泌功能，避免术后内分泌相关的并发症发生。因此，围术期（手术前、术中及手术后）处理具有特殊重要的意义：术前应注意调整血压和内环境稳态以及补充必要的激素；术中注意生命体征和内环境的监测，以防止激素水平的突然波动所带来的危险（尤其是突发极高的高血压）；术后需注意激素骤降所带来的不良影响。

◎ 什么是嗜铬细胞瘤？

起源于肾上腺髓质嗜铬细胞的肿瘤称为嗜铬细胞瘤，嗜铬细胞瘤可以合成、存储、分解和代谢儿茶酚胺。儿茶酚胺的释放可以兴奋血管的 α 受体，使血管收缩，心肌收缩力加强，心率加快，心搏出量增加，血压的收缩压增高。

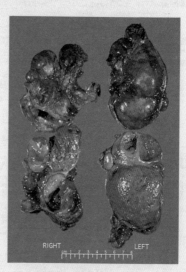

双侧肾上腺嗜铬细胞瘤

◎ 嗜铬细胞瘤是否会发生转移，转移后的预后如何？

恶性嗜铬细胞瘤是可以发生转移的。在没有嗜铬组织的区域出现嗜铬细胞（转移灶），如骨、淋巴结、肝、肺等部位，就可诊断恶性嗜铬细胞瘤，当然这还需同异位嗜铬细胞瘤相区分。恶性嗜铬细胞瘤很少见，生长缓慢。据研究报道，其患者 5 年生存率为 36%，多在发现转移后 3 年内死亡，预后不佳。

◎ 嗜铬细胞瘤可以预防吗？

目前无确切的特异性预防方法。嗜铬细胞瘤病因尚不明确，可能与遗传有关。近年研究表明，约 30% 有家族遗传背景，并已明确致病基因。虽然发病因素中的遗传因素是不可控制的，但是其他肿瘤发生的重要危险因素，例如吸烟、饮酒、不健康的饮食、缺乏体育锻炼、感染、辐射、工业化学物、污染和药物等因素是可以通过我们的努力来加以控制的。

◎ 什么是皮质醇增多症？

皮质醇增多症（hypercortisolism）即机体组织长期暴露于浓度异常增高的糖皮质激素下所引起的一系列临床症状和体征，也被称为库欣综合征（Cushing's syndrome，CS）。在某些情况下，下丘脑 - 垂体 - 肾上腺轴的功能过度活跃会导致生理性皮质醇升高，伴随或不伴随 CS 的临床症状或体征，这种情况被称为假性皮质醇症，可见于妊娠、抑郁、焦虑、强迫性障碍、酒精性依赖、糖皮质激素抵抗病态肥胖症、控制不良的糖尿病、生理应激等情况。

◎ 满月脸、水牛背是皮质醇增多症引起的吗?

满月脸、水牛背是因脂肪代谢紊乱所致的向心性肥胖，被认为皮质醇增多症的特征表现。这些患者一般面如"满月"，躯干部的脂肪明显增厚，而四肢显得相对瘦小，肥胖不成比例，呈向心性分布；因此

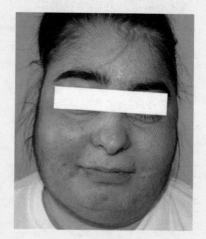

满月脸

被形象地称为"满月脸""水牛背"。大部分是由肾上腺分泌的皮质醇增多引起的，可因为下丘脑及垂体病变：肾上腺皮质增生、腺瘤及肾上腺皮质癌等疾病引起，还可因长期大量应用糖皮质激素等引起。

◎ 皮质醇增多症还有哪些表现呢?

不同患者临床表现不同，除了满月脸、水牛背、皮肤紫纹等经典表现和体征外，患者还常表现出高血压和糖尿病。

皮质醇增多症的女性患者还可出现多毛、痤疮。而性欲减退、勃起功能障碍、睾酮水平下降等性腺功能减退表现在男性患者较常见。

部分患者还可能以月经紊乱或精神心理异常为

首次就诊的原因，少数甚至可出现类似躁狂、忧郁或精神分裂症样的表现。

部分患者还可因严重的骨质疏松丧失行走和劳动能力。皮质醇增多症患儿以全身性肥胖和生长发育迟缓为特征，其中 65% 的患儿有肾上腺疾病，且多数为恶性。

◉ 什么是原发性醛固酮增多症？

原发性醛固酮增多症（PHA）是由于肾上腺皮质分泌过量的醛固酮激素而引起以高血压、低血钾、低血浆肾素活性和碱中毒为主要表现的临床综合征，又称 Conn 综合征。

如果临床表现为高血压、低血钾及代谢性碱中毒，像原发性醛固酮增多症的症状，但其血浆醛固酮激素水平很低，且盐皮质激素受体拮抗药螺内酯对其无效，则称之为假性醛固酮增多症。

◉ 原发性醛固酮增多症的主要症状是什么呢？

其主要临床表现是继发性高血压和低血钾，而大部分患者的早期症状仅仅表现为高血压，其血钾正常。由于高血压、低血钾和碱中毒，患者常出现以下症状：头痛、肌肉无力和抽搐、乏力、暂时性麻痹等，肢体容易有麻木、针刺感等，另外还有口渴、多尿、夜尿增多等症状。由于原发性醛固酮增多症是继发性高血压最常见的病因，顽固性高血压者的原发性醛固酮增多症发生率可达到 17% ~ 20%，因此当血压难以控制，要想到原发性醛固酮增多症的可能哦。

肾上腺肿瘤的早期诊断

肾上腺由于位于腹腔里，即使长了一个肿瘤，通常我们体表是看不到的，不过，有时身体出现的一些症状，往往提示罹患肾上腺疾病，需要及时到医院查明原因。

◎ 嗜铬细胞瘤有什么表现？

高血压是最常见的临床症状，发生率为80% ~ 90%。其50% ~ 60%的患者为持续性高血压，40% ~ 50%的患者为发作性高血压，10% ~ 50%的患者可出现体位性低血压，5%的患者血压正常。可伴有典型的

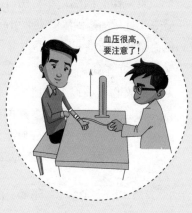

"三联征"即头痛、心悸、多汗，发生率为50%以上。而伴有血糖增高的发生率约为40%。部分患者可能会出现心肌病、高钙血症、血尿、糖尿病、库欣综合征、肠梗阻、甚至视力下降等；约15%的患者可触及腹部有肿块。偶尔以急症形式出现，如高血压危象、休克、急性心衰、肺水肿、心肌梗死、严重心律失常、急性肾功能不全和高热等。

◎ 嗜铬细胞瘤的诊断方法包括什么？

主要是根据临床表现对可疑患者的筛查、定性

诊断、影像解剖和功能定位诊断等，对于有遗传倾向者尚需基因筛查。

● 定性诊断

通过获取患者的血液和尿液，在实验室测定其中的游离儿茶酚胺（去甲肾上腺素、肾上腺素、多巴胺）及其代谢产物，等指标的表达水平。

● 定位诊断

包括解剖影像学和功能影像学。

CT 平扫＋增强：优点是价格适中、敏感性高、扫描时间短，可发现肾上腺 0.5 cm 大小的肿瘤。

磁共振成像：优点是敏感性与 CT 相仿、无电离辐射、无造影剂过敏之虞。

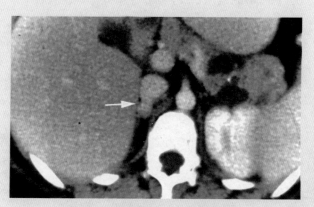

CT 影像下的嗜铬细胞瘤（白色箭头所示）

◎ 为什么嗜铬细胞瘤患者会出现血压升高呢?

起源于髓质的嗜铬细胞瘤分泌大量儿茶酚胺，如去甲肾上腺素、肾上腺素等。体内儿茶酚胺释放增多时，可以持续或间断兴奋血管上的 α 受体，导致血管收缩，心肌收缩力加强，心率加快，心搏出

【温馨提醒】
一旦发生异常的高血压、糖尿病、顽固的低钾血症等，或者经积极、正规治疗仍控制不佳的高血压、糖尿病和低钾血症等，或者出现特殊体型、面貌等，都强烈推荐做肾上腺区域的影像学检查（如超声、CT 等）。有可能会改变诊断和治疗的思路。

量增加，血压的收缩压增高。

◎ 嗜铬细胞瘤有血压不高的吗？

高血压是嗜铬细胞瘤最常见的临床症状，发生率 80% ~ 90%。不过，嗜铬细胞瘤也会出现低血压和正常血压，据报道 10% ~ 50% 的嗜铬细胞瘤患者可出现体位性低血压，5% 的患者血压是正常的，还有约 8% 的患者无任何症状。通过体检发现肾上腺区域占位，后继监测 24 小时的动态血压就会发现血压会在某些时间段间断性增高。手术刺激肿瘤也会产生突发的高血压，这将危及术中患者安全。

◎ 嗜铬细胞瘤的肿块一般有多大？

绝大部分嗜铬细胞瘤是良性肿瘤，典型的嗜铬细胞瘤肿块直径 3 ~ 5cm 大小。良性肿瘤表现为包膜完整，直径在 3 ~ 5cm 或少数大约 10cm，但极少部分也可大于 10cm。一旦增大，约有 15% 的嗜铬细胞瘤可在腹部触及肿块。有部分患者就是自己摸到肿块，才来就诊的。

◎ 影像学结果能鉴别嗜铬细胞瘤的良恶性吗？

影像学结果不能鉴别嗜铬细胞瘤的良恶性，只有在没有嗜铬组织的区域出现嗜铬细胞（转移灶），如骨、淋巴结、肝、肺等部位，可考虑依据影像学结果诊断为恶性嗜铬细胞瘤。

◎ 嗜铬细胞瘤需要穿刺活检吗？

嗜铬细胞瘤患者是不需要做活检的。其原因是：

①结合患者症状、实验室检查及 CT 检查，临床上对嗜铬细胞瘤诊断的正确率比较高；

②目前腹腔镜等微创技术的发展使肾上腺肿瘤手术的难度大幅降低，安全性显著提高。

当然在一些特殊情况下，患者如果不适合做手术又需要判断是哪种类型的肿瘤，这些情况是需做肿瘤的穿刺活检，从而判定是否是嗜铬细胞瘤。但病理分型区分不了肿瘤的良恶性。

◎ 抽血查儿茶酚胺是什么意思？

嗜铬细胞瘤主要分泌儿茶酚胺（CA），如去甲肾上腺素和肾上腺素（前者为主）。通过检查儿茶酚胺的量或者波动情况，可以判定是否增多，是否过度发挥了其兴奋血管 α 受体的生理作用。

◎ 原发性醛固酮增多症如何检查呢？

一般推荐下列人群应行原发性醛固酮的筛查试验：①难治性高血压（即 3 种降压药联合仍不能控制血压者）或高血压 2 级及 3 级的患者；②不能解释的反复、持续低血钾（包括了自发性或利尿剂诱发者）。通过血液激素水平检验结果、电解质水平，再进一步通过肾上腺 CT 等影像学检查来诊断、排除。

◎ 皮质醇增多症如何检查呢？

皮质醇增多症主要通过一系列实验室和影像学检查来定性定位，前者主要了解下丘脑 – 垂体 – 肾上腺轴系的功能状态，后者注重垂体和肾上腺形态学变化。在检查前还必须排除是否因为药物性或治疗性引起的皮质醇增多症。

肾上腺肿瘤的规范化治疗

发现肾上腺肿瘤后，医生会根据你的病情，身体状况，临床检查结果等综合因素，为你制定最佳治疗策略。建议肿瘤的治疗选择正规医院，不要听信网络谣传以及病友间的小道消息。

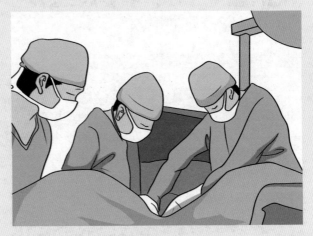

◎ 嗜铬细胞瘤主要治疗方式是什么？

手术切除是治疗嗜铬细胞瘤最有效的方法。应根据病情、肿瘤的大小、部位、与周围血管的关系和手术医生的经验，合理选择开放性手术或腹腔镜手术。

◎ 嗜铬细胞瘤都需要手术治疗吗？

都需要。嗜铬细胞瘤绝大多数都是有功能的肾上腺肿瘤，可导致血压升高，因此，嗜铬细胞瘤都需要手术治疗。

◎ 嗜铬细胞瘤手术术中血压剧烈波动怎么办？

术前充分的准备是预防嗜铬细胞瘤手术术中剧烈波动的关键。在临床上开展常规 α 受体阻滞剂治疗以前，嗜铬细胞瘤手术的死亡率可达 24%～50%，充分的药物准备可使手术的死亡率低于 3%。术前药物准备的目的在于阻断过量儿茶酚胺的作用，维持正常血压、心率，改善心脏和其他脏器的功能；纠正有效血容量不足；防止手术、麻醉诱发儿茶酚胺的大量释放所导致的血压剧烈波动，减少急性心衰、肺水肿等严重并发症的发生，进而降低死亡率。

◎ 嗜铬细胞瘤需要进行化、放疗吗？

良性的嗜铬细胞瘤不需要化、放疗，恶性嗜铬细胞瘤可考虑。外放射治疗推荐于无法手术切除的肿瘤和缓解骨转移所致疼痛，但可能加重高血压。化疗的有效率一般，多于 2 年内复发。

◎ 嗜铬细胞瘤手术后都需要补充激素吗？

嗜铬细胞瘤手术后一般不需要补充激素。嗜铬细胞瘤手术后另外一侧肾上腺仍可正常分泌人体所需的激素。只有肾上腺皮质醇增多症术后需继续补充激素。

◎ 嗜铬细胞瘤手术后就治愈了吗？

良性的嗜铬细胞瘤手术后就算治愈了，恶性嗜铬细胞瘤术后仍有复发和转移的风险。恶性嗜铬细胞瘤患者在术后续仍需辅助治疗及密切随访。

◎ 嗜铬细胞瘤复发、转移灶都需要手术吗？

手术切除复发或转移病灶仍是主要治疗手段。手术减瘤虽不能延长生存时间，但有助控制血压等相关症状，并可能有利于术后其他方式的治疗。

◎ 不能手术的复发嗜铬细胞瘤怎么办？

放射性核素治疗可用于无法手术或多发转移的患者。放射性核素治疗最常用的药物是^{131}I-MIBG（间碘苄胍）。放射性核素治疗的长期疗效欠佳，2年内几乎均有肿瘤的复发或转移。除放射性核素治疗，其他治疗可考虑化、放疗。

◎ 肾上腺皮质醇增多症或原发性醛固酮增多症如何治疗？

对于单侧的分泌皮质醇或醛固酮的肾上腺腺瘤推荐腹腔镜肾上腺肿瘤切除术，推荐保留部分正常肾上腺组织。当然手术前须诊断明确并进行充分准备：注意心、肾、脑和血管系统的评估；注意纠正并控制血压、血糖、血钾等。而术后仍需监测激素水平、血钾、血压、血糖等，对术前有肾功能不全的患者术后须监测肾功。

【温馨提醒】
随着腹腔镜技术的提高，肾上腺肿瘤绝大部分可以通过术前充分准备，按期进行微创手术。腹腔镜有创伤小，手术风险小，术后愈合快等特点。由于绝大部分肾上腺肿瘤为良性，其术后症状消除快、彻底。因此对手术不用担心，但术前充分、规范的准备是必需的（具体类型就得按照不同医嘱执行了）。

肾上腺肿瘤的康复管理

肾上腺肿瘤经过治疗后，要定期遵医嘱进行康复管理，一方面医生要随访治疗效果，另一方面医护人员要指导你恢复健康，让你生活的更好！

◎ 嗜铬细胞瘤患者术后是否需要继续监测血压？

需要继续监测血压。由于嗜铬细胞瘤治疗效果与年龄、良恶性、有无家族史及治疗早晚等因素有关，约50%的患者在术后仍持续高血压。

◎ 嗜铬细胞瘤术后还会复发吗？

有复发的可能性。其复发率为6.5% ~ 17%，复发患者其肿瘤恶性率约为50%，家族性、肾上腺外及右侧肾病变的患者更易复发。恶性的则不可治愈，5年生存率约为50%，发生肝、肺转移的患者较发生骨转移者预后差。

◎ 嗜铬细胞瘤术后患者多久复查一次？

● 推荐术后10 ~ 14天复查血、尿生化指标，判断肿瘤是否残留、有无转移等。

● 散发病例单侧肾上腺切除者每年复查一次，至少连续10年。

● 高危群体（肿瘤体积巨大等）和遗传性嗜铬细胞瘤患者每6 ~ 12个月复查1次，主要是观察临床表现和各生化指标，须终身随访。

◎ 嗜铬细胞瘤术后复查的意义是什么？

● 了解肿瘤有无残留。

● 由于病理结果难于鉴别肿瘤的良恶性，须主要依据临床表现判断是否出现转移。

● 易复发、多发的患者，特别是家族性发病者，需密切随访。

◎ 皮质醇增多症治疗效果如何？

皮质醇增多症主要会导致高血压、糖耐量降低、高脂血症和高凝状态等症状，使心脑血管疾病发生的风险增加，并成为皮质醇增多症的主要死因。经过有效治疗使皮质醇恢复正常后，患者死亡率可接近正常人群，但5年内仍有较高的心脑血管疾病发生率。而治疗后皮质醇未纠正者，其死亡率是正常人群 3.8 ~ 5.0 倍。另外，儿童早期治疗可改善身高。

◎ 皮质醇增多症随访有哪些注意事项？

随访的主要目的是观察肿瘤有无残留、有无复发，监测下丘脑 – 垂体 – 肾上腺轴功能状态，这有利于隐匿性或其他皮质醇增多症肿瘤的及早发现。一般可以通过观察临床表现监测生化指标、激素水平以及 CT 或 MRI 等影像学结果来检查评估。

◎ 原发性醛固酮增多症术后复查的项目是什么？

原发性醛固酮增多症术后随访项目，一般包括临床症状，血压、血糖监测，常规电解质、肝肾功能以及内分泌学激素水平（肾素、醛固酮水平）检查等。

2

肾癌

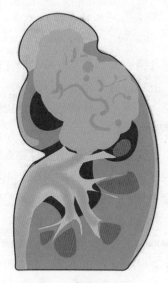

肾癌

　　肾脏是我们身体的排泄器官。在妊娠 11 ~ 14 周时，胎儿肾脏即有排泄功效，从那一刻起，它就永不停息地过滤出我们身体里的代谢产物，然后将它们生成尿液排出体外。

　　在长期的排泄工作中，肾脏细胞会不可避免的受到损伤。损伤的肾细胞则有可能恶变为癌细胞。肾脏的癌细胞通过不断生长和分裂，就会形成肿块，这些肿块也就是我们所说的肾癌。

认识肾癌

顾名思义，肾癌就是发生在我们肾脏的癌症，不过，很多老百姓可能并不熟悉这种癌症，也不知道如何去预防。

◎ 肾癌在人群中常见吗?

肾癌是泌尿系统中最常见的肿瘤之一。目前肾癌在我国泌尿生殖系统肿瘤中占第二位，仅次于膀胱癌，占成人恶性肿瘤的 2% ~ 3%、儿童恶性肿瘤的 20% 左右。男女发病率有比较明显的差异，据统计，男女之比为 2 : 1。近年来肾癌的发病率逐年增长，从 1998 ~ 2009 年，我国肾肿瘤发病率以平均每年 6.5% 的速度增长，为 4.5 ~ 5.6/10 万。

◎ 哪些人群容易发生肾癌?

肾癌听起来很可怕，大家一定希望了解肾癌的发病原因是什么；有哪些因素会引起肾癌。可是肾癌的病因十分复杂，并不是十分清楚，但是仍然有一些原因是肾癌发病的风险因素。

首先，大量科学研究都认为吸烟是肾癌重要的风险因素之一。吸烟人群发生肾癌的风险是不吸烟人群的两倍，长期吸烟的人群发病风险更高。戒烟后肾癌的发病风险会逐年下降。

另外有研究表明，肥胖的人患肾癌的几率比正常体重人群要高两倍，高血压也是导致肾癌风险升高的因素。

有报告显示，糖尿病患者也更容易发生肾癌。

肾癌患者中有 14% 的患有糖尿病，是正常人群患糖尿病比例的 5 倍。除此之外，有研究发现高蛋白、高脂肪饮食也会导致肾癌发病风险上升，而富含水果、蔬菜的饮食能够降低患病风险。长期接触重金属的工人、石油化工工人、放射工作者等从业人员也被认为有罹患肾癌的风险。

肾癌会有哪些表现？

人体两侧的肾脏由数百万个肾单位构成，这数百万个肾单位实行有规律的"轮休制"。所以当肾脏疾病的初期，人们很难觉察到有早期症状，等到出现明显不适时，如出现血尿、腰痛和腰腹部肿块等才去就诊，病程往往已经进展到中晚期。目前临床上 40% 以上的肾癌是体检或其他原因检查而发现的，并没有明显症状，这些患者大部分为早期病变，预后良好。所以定期体检很重要。

肾癌会遗传或传染吗？

肾癌不会传染。一般情况下肾癌也是散发型，多数不会遗传，但确实有一部分肾癌是具有遗传性的，遗传性肾癌病例约占全部肾癌病例的 4%。这部分肾癌有非常明显的遗传倾向，包括 VHL 综合征、遗传性乳头状肾癌、遗传性平滑肌瘤病肾癌、BHD综合征。遗传性肾癌可以通过染色体和基因检查进行诊断。

◎ 肾癌有哪些类型？

从病理上区分，肾癌有以下几种。最常见的是透明细胞癌，透明细胞癌约占肾癌的 60% ~ 85%。大部分肾透明细胞癌是单侧单病灶，而遗传性肾癌多为双侧多病灶。少数透明细胞癌组织中含有肉瘤样成分，提示预后不良。

乳头状肾细胞癌约占肾癌的 7% ~ 14%，其病变在累及双侧肾脏和多病灶患者中比较常见。

嫌色细胞癌约占肾癌的 4% ~ 10%，肿瘤多为单发性肿瘤，一般预后比较好。此外还有集合管癌、肾髓质癌、基因异位性肾癌等一些少见的肾癌。

◎ 肾癌可以预防吗？

肾癌的发病原因目前并不十分清楚，所以目前也没有特效的预防药物和食品。但是流行病学研究证实，吸烟、高血压、肥胖、糖尿病是目前较为肯定的肾癌高危因素。因此，平时要养成良好的生活习惯，坚持戒烟、适当运动、避免肥胖、控制血压和血糖、多食蔬菜水果等健康的生活方式。

◎ 肾癌会转移吗？

肾癌和其他恶性肿瘤一样，也会发生转移，约25% 的肾癌病例在发现的时候已经发生了转移。所以如果患有肾癌一定要及早进行治疗，以防止肾癌转移的发生。肾癌转移的方式有三种：

● 直接播散。癌细胞向外穿过肾脏被膜到肾周围组织或侵入肾静脉血管甚至下腔静脉。如果累及肾盂，可发生血尿。癌细胞穿透肾被膜还可侵及结肠、胰腺、肾上腺、腹膜、肝脏、脾脏等周围的器官。

● **淋巴转移**。15% ~ 30% 的肾癌病例通过淋巴途径向肾脏周围的淋巴结发生区域转移，甚至发生远处淋巴结转移。

● **通过血液转移**。癌细胞侵犯肾静脉，通过血液循环可向远处转移到肺、肝、骨骼等部位。

◎ 肾脏有包块都是恶性肿瘤吗?

肾脏包块多数是良性肿瘤，少数是恶性肿瘤。体检彩超常可发现肾囊肿、肾错构瘤（血管平滑肌脂肪瘤）等，复杂的需要进一步 CT 等影像学检查。

典型的肾囊肿从影像检查上很容易与肾癌相区分，但当囊肿内有出血或感染时，往往容易被误诊为肿瘤。有些肾透明细胞癌内部均匀，B 超结果呈很弱的低回声，在体检筛查时容易被误诊为常见的肾囊肿。

肾错构瘤是一种较为常见的肾脏良性肿瘤，在B 超、CT 图像上都可做出定性诊断。典型的错构瘤内由于脂肪成分的存在，容易与肾细胞癌相区分。少数情况下，也会因肾细胞癌组织中含有脂肪组织而造成误诊。另外，含脂肪成分少的错构瘤被误诊为肾癌的情况也不少见。

◎ 抽烟喝酒和肾癌有关吗?

吸烟是肾癌的危险因素。吸烟人群肾癌的发病率要远大于不吸烟人群，烟龄达 30 年以上、吸无过滤嘴香烟的人患肾癌的风险更高。

饮酒和肾癌之间似乎没有直接联系，甚至有研究表明适量饮酒的人群反而有较低的发病风险，在适量饮酒的人群当中患肾癌的风险比不饮酒的人群降低了大约 25%。

肾癌的早期诊断

肾癌早期通常没有明显的症状，通常患者因某些泌尿系统症状去就诊时，往往多数中晚期。因此，定期体检，进行肾脏超声检查不失为一个很好的选择。

◎ 肾癌局部病灶有什么表现？

肾癌早期并没有什么特殊的表现，当肿块慢慢长大以后，可能出现腹部或者腰部的肿块。约有10% ~ 20%的肾癌患者可以摸到腰部肿块。肿瘤的生长会通过牵张肾脏的被膜或者侵犯腰大肌造成腰部疼痛，因此腰部较重且持久的钝痛也属于肾癌症状表现。

◎ 哪些人群需要进一步检查有无肾癌？

40岁以上、有吸烟史、肥胖、患有高血压、患有糖尿病的人群以及从事化工、石油、皮革、石棉等行业的高危人群应该定期进行健康体检。另外，家族中肾癌患者的人也应该根据实际情况定期体检。

◎ 肾癌需要进一步做哪些检查？

肾癌的筛查简单易行，几乎所有的肾癌都可以通过彩超发现，彩超可以发现5mm以上的肾脏占位。当彩超发现肾脏占位后需要进一步通过CT等影像学结果来确定是否罹患肾癌。

◎ 肾癌肿瘤越大越危险吗？

看起来似乎肿瘤体积越大越危险，但是肾癌的危险性与癌细胞的恶性程度相关，与大小却无绝对相关性。有些恶性程度高的肾癌在肿瘤很小的时候就可以发生远处器官的转移。而一旦发生转移，治疗效果与没有转移的肾癌相比就会差很多。

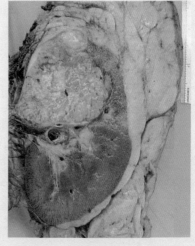

肾母细胞瘤

◎ 肾癌有哪些全身性症状？

肾癌患者中常见有发热，这是因为肾癌细胞可分泌白细胞介素等内源性致热源。部分肾癌患者还会有血压升高、血钙升高、红细胞增多或者贫血、肝功能异常或体重下降等症状。

◎ 肾癌为什么会尿血？

血尿是肾癌比较晚期的症状。肾癌一般并不是发生在肾脏的集合系统，所以早期肾癌一般不会引起血尿。但是当肿瘤逐渐长大并侵犯到肾盂肾盏之后，就可能引起血尿。患者常有无痛的间歇性发作、肉眼可见血尿。有些患者在血尿时还会因凝血块通行于输尿管中引起伴肾绞痛。

◎ 肾癌患者需要行活检吗？

一般来说，怀疑肾癌的患者是不需要做活检的。原因是：①CT对肾癌的诊断正确率比较高。②根据现在的医学证据，比较小的肾癌是可以不切除整个肾脏的。在一些特殊情况下是需要做肾肿瘤的穿刺

【温馨提醒】
目前临床上40%以上的肾脏肿瘤是在体检或其他原因检查时偶然发现的，这些患者大部分为早期病变，预后良好。随着生活水平的提高，健康意识的增强，体检的重要性被大家认同，因此定期体检（进行腹部彩超等检查）还是非常有必要的。

活检的，比如 CT 等影像学检查不能确定是不是肾癌时，或者不能做手术却又需要判断是哪种类型的肿瘤时。

◉ 肾肿瘤穿刺活检需要注意什么呢？

对于准备手术治疗的患者不需进行肾肿瘤穿刺活检。如需行肾肿瘤穿刺，可在超声或 CT 引导下进行。在超声或 CT 定位后，局部注射"麻药"，然后用特殊的穿刺针缓慢到达指定位置后，穿刺活检取肾组织。一般而言肿物穿刺应选择其边缘，以免穿刺取出的组织为坏死组织，影响病理诊断。

肾肿瘤穿刺活检具有极高的特异性和敏感性，但有时因组织量少而无法准确判断其组织学分级，并且也有出现假阴性结果的可能（即活检病理示阴性，而实际有可能是阳性肿瘤的可能）。肾肿瘤穿刺活检发生种植转移的几率极低，所以不用担心。一般建议最少穿刺 2 针。肾肿瘤穿刺活检常见并发症包括肾包膜下血肿或肾周血肿，遇到并发症时只需卧床休息 1 ~ 2 天，并不需要特殊处理。

◉ 肾癌最易转移到什么地方，有什么特点呢？

首先是肾门及大血管周围的淋巴结转移。远处转移最常见的是肺转移，一般为双肺多发性转移，患者可能有咳嗽、咯血、活动后劳累等症状。其次常见的转移部位还有骨、肝、脑、胸膜、肾上腺等。骨转移可能会有骨痛；肝转移可能会有肝功能异常、甚至出现黄疸等；脑转移可能会有头痛、癫痫等症状。

◎ 考虑肾癌需要做哪些全身性检查？

因为肾癌可能发生转移，尤其常见的是肺转移，所以怀疑肾癌的时候除了需要做肾脏的增强 CT 以外，还需要做肺部 CT 扫描。很多患者肾脏原发肿瘤并不是很大的情况下就已经发生了肺转移，而肺转移早期是可以没有任何症状的，并且通过普通的 X 光胸片不能发现。所以，当怀疑肾癌的时候，需要通过肺部的 CT 扫描来判断是否有肺转移的发生。如果有骨痛，需要通过全身骨扫描来判断是否有骨转移的发生；如果有头痛等表现，还需要通过头颅的检查来判断是否有脑转移。

◎ 肾癌能通过抽血检查肿瘤标志物来确诊吗？

通常一些常见的血清学检查的肿瘤标志物，如癌胚抗原、糖类抗原、甲胎蛋白等在肾癌患者中并不会升高，所以目前依靠肿瘤标志物血清学检查的结果并不能判断是否罹患肾癌。但是现在的研究也正朝着这个方向在做努力，今后可能会有一些血液的检查来协助判断患者是不是罹患肾癌。

◎ 为什么有些肾癌患者需要做骨扫描？

骨骼也是肾癌患者常见的转移部位，并且骨转移病灶的治疗效果较差，需要及时发现、及时治疗。当肾癌患者有骨痛症状或者抽血检查发现碱性磷酸酶异常升高的时候，需要警惕是不是发生骨转移，需要做全身骨扫描来判断和确诊。

肾癌的规范化治疗

肾癌一旦确诊后，要尽早到正规医院进行规范化治疗，不要听信迷信、谣言、传言、小广告以及病友间的小道消息，以免延误病情。

◎ 肾癌主要治疗方式是什么？

肾癌的主要治疗方式是手术。手术治疗是唯一可能治愈肾癌的方法，注意，这里是"治愈"哦！当然，除手术之外，是不是需要其他的综合治疗，需要根据具体的病情比如肿瘤的恶性程度、有没有局部或者远处的转移，患者的年龄等情况来综合考虑并制定治疗方案。

◎ 肾癌都需要手术治疗吗？

多数肾癌患者需要手术治疗，首先未发生远处转移的患者应该采取手术治疗的方式，以期治愈肾癌。如果发现肾癌的时候已经有远处转移比如肺转移、骨转移等，只要患者的身体情况比较好，也需要考虑手术切除肾脏原发肿瘤。有报道表明有些发生转移的患者手术切除肾脏肿瘤以后，远处转移的病灶也可能缩小甚至消失，这提示接受肾脏肿瘤切除手术对有转移患者的整体病情是有好处的。

◎ 肾癌手术以后影响日常生活吗？

如今，随着微创技术的提高，越来越多的肾癌患者手术都是采用腹腔镜下肾根治性切除术或肾部分切除术。微创手术后患者恢复都较快，一周左右就可以出院休养。没有发生远处转移的肾癌患者手术成功且身体恢复后是不影响日常生活的，有些患者甚至可以进行体力劳动。不管是整个肾的切除手术还是保留肾的手术，患者在手术恢复以后，其日常的生活和工作都没有受到太大的影响。

◎ 肾癌手术切除范围多大？

肾癌的手术方式主要有两种：一种是根治性肾切除术。传统意义上的根治性肾切除术切除范围包括：患侧肾脏、肾周筋膜、肾周脂肪、同侧肾上腺、区域淋巴结。近年来，根治性肾切除术的切除范围逐渐缩小。如果肿瘤没有侵犯肾上腺，一般不切除肾上腺；如果没有发现肾周围肿大淋巴结，手术也不做淋巴结清扫。另一种是保留肾单位的肾癌切除术。这种手术方式适用于早期较小的肾癌以及对侧肾功能差或者今后对侧肾功能可能差的患者，其切除范围是肿瘤、部分肾脏以及肿瘤表面的肾周脂肪。

◎ 哪些肾癌可以做保留肾脏手术？

肾癌患者有三种情况可以选择保留肾脏的手术。

● 适应证：孤立肾（先天性孤立肾、对侧肾功能不全或无功能者）、双侧肾癌、遗传性肾癌等。

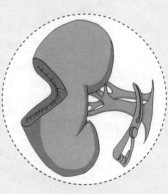

● 相对适应证：对侧肾脏存在某些病变，如结石、尿路梗阻、肾盂肾炎、反复感染等，或患有对肾脏有潜在危害的病症，如糖尿病、高血压、高龄等。

● 可选择适应证：对侧肾功能正常、肿瘤直径小于4cm、单发且位于肾脏周边的无症状肾癌患者。肿瘤直径介于 4 ~ 7cm 之间的患者可根据实际情况选择实施保留肾单位手术。

◎ 保留肾脏手术有哪些好处？

按照保留肾单位手术的手术指征，患者在保留肾单位手术后肿瘤局部复发率为 0 ~ 10%，如果肿瘤直径小于4cm，局部复发率更低。这与根治性肾切除术的复发率基本相当。虽然保留肾单位手术患者的死亡率和并发症发生率会高于根治性手术，但后者远期的非肿瘤性死亡率较高，这是因为与根治性手术导致孤立肾，患者术后出现肾功能不全甚至肾衰竭的可能性更大。所以保留肾单位手术的主要好处是保留两个肾脏，今后肾功能的储备和代偿能力更好。

◎ 保留肾脏手术有哪些风险？

保留肾单位手术最大的风险是出血。肾脏质地非常脆，切除部分肾脏后，剩余的肾脏创面需要缝合，但即便如此，手术后可能仍然会因为各种诱因发生术后出血，甚至大出血。术后出血在手术后几天甚至几十天内都有可能发生。其次还有漏尿、感染、术后动静脉瘘等一些并发症。

手术后肿瘤局部复发率可能略高于根治性手术。所以保留肾单位手术需要严格按照手术适应证进行，并不是所有患者都适合。

◎ 保留肾脏手术效果和肾脏全切相比如何?

在肿瘤直径小于 4cm 的肾癌患者中，无论是做保留肾单位手术还是根治性肾切除术，手术后局部的复发率是差不多的，在肿瘤直径介于 4 ~ 7cm 之间的肿瘤患者中，保留肾单位手术术后肿瘤复发率也仅仅是略高于根治性肾切除术。所以在按照适应证选择手术的患者中，保留肾单位手术的疗效是确切的。

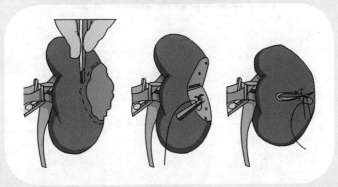

◎ 腹腔镜微创肾脏手术与机器人手术有什么好处?

与传统的开放手术相比，腹腔镜和机器人辅助下腹腔镜手术显著降低了肾癌手术过程中和手术后的并发症发生率，具有良好的肾功能保护和肿瘤控制效果。所以不管是保留肾单位手术还是根治性肾切除术，二者都可以通过腹腔镜或者机器人辅助下腹腔镜的微创方式进行，且术后效果良好。

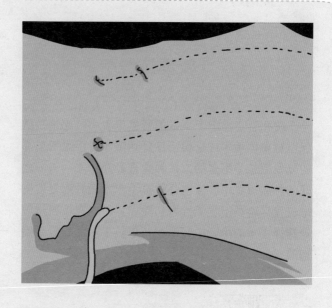

◎ 腹腔镜微创肾脏手术有哪些优点？

　　腹腔镜微创肾脏手术好处是微创。因为伤口小，对机体造成的创伤小；又因为腹腔镜的放大效应，手术中直视清楚，所以术中出血量大大减少。因此，微创手术有恢复快、疼痛少、住院时间短、伤口美观等优点。

◎ 什么是机器人手术？

　　机器人手术全名叫达芬奇机器人辅助下的腹腔镜手术，是靠机械手臂操作手术器械进行手术，机器手臂的运动并不是预先设定好的程序，而是主刀医生根据手术中的情况进行操作，其实还是手术医生完成的手术，手术操作过程顺利与否还是由手术医生的经验和技术决定的。

◎ 机器人手术和腹腔镜手术哪种更好？

两者之间谈不上谁更好，对于一般的患者，对于操作熟练、手术技术娴熟的医生，腹腔镜手术和机器人手术都可以很顺利的完成。治疗费用方面，机器人手术更昂贵，但对于一些高难度的尤其是危险程度高的保留肾单位手术，机器人可能会具有一些优势，比如放大效果更好，操作更为精准，操作方位更全面、无死角等。

◎ 局部肾肿瘤除手术外还有哪些治疗方法呢？

针对不适合手术的小体积肾癌，治疗上还可选射频消融、冷冻消融、高强度聚焦超声，但这类患者应慎重选择。一般限于不适于开放性外科手术者、需尽可保留肾单位者、有全身麻醉禁忌者、有严重合并症、肾功能不全者、遗传性肾癌、双肾肾癌等患者。对于不能耐受手术治疗但伴有严重血尿、腰痛的患者，肾动脉栓塞术可作为缓解症状的一种姑息性治疗方法。但一些研究结果示术前肾动脉栓塞对延长患者生存期、减少术中出血及降低于术后并发症方面并无明显益处。

◎ 有转移的肾癌还需要做手术治疗吗？

若患者在发现肾癌的时候已经有远处转移，比如肺、骨转移等转移的发生，这种情况下如果患者的身体情况比较好，也需要考虑手术切除肾脏原发肿瘤。因为研究表明有些已经有转移的患者手术切除肾脏肿瘤以后，远处转移的病灶也可能缩小甚至消失，提示有转移的患者手术切除肾脏肿瘤，对整体病情是有好处的。

◎ 什么是肾癌靶向治疗药物？

靶向药物是指靶向作用于特定肿瘤分子，起到抑制肿瘤细胞生长、促进肿瘤细胞凋亡作用的药物。在肾癌靶向药物问世以前，晚期肾癌没有特别有效的治疗方案，存活时间平均在 1 年左右。自从各种靶向药物问世以后，晚期肾癌患者病情能够得到有效的控制，存活时间大大延长。目前多种靶向药物序贯使用，患者的平均生存时间可以达到近 4 年。

◎ 肾癌靶向治疗药物有哪几类？

肾癌靶向药物主要分为两大类，一类是酪氨酸激酶抑制剂，第一代酪氨酸激酶抑制剂代表药物是索拉菲尼和舒尼替尼，也是目前临床使用最广泛的两种药物；第二代酪氨酸激酶抑制剂代表药物是阿昔替尼，作用靶点更为精准，不良反应更轻微。第二大类药物是哺乳动物雷帕霉素靶蛋白抑制剂，代表药物是依维莫司和替西罗莫司。另外还有单克隆抗体类药物，如贝伐单抗等。

◎ 服用靶向药物会有什么副作用？

不同种类的靶向治疗药物会存在不同类型的不良反应，如酪氨酸激酶抑制剂的常见不良反应有手足综合征、皮疹、血压升高、腹泻和血小板减少等；哺乳动物雷帕霉素靶蛋白抑制剂的常见不良反应有非感染性肺炎、口腔溃疡等。

◎ 肾癌靶向药物不良反应该如何处理？

因为不同类型的靶向药物不良反应种类不相同，所以有不同的处理方法和注意事项。使用靶向药物治疗的患者需要定期复查血常规、肝功、肾功能和尿常规等，另外需要经常和主治医师保持联系，反馈不良反应的发生发展和转归，以便医师及时处理。

◎ 靶向药物昂贵，效果如何？

靶向药物前期研发费用昂贵，所以售价较高。但是靶向药物对晚期肾癌患者具有明确疗效。多种靶向药物序贯使用，平均生存时间可以达到近 4 年。

◎ 其他药物治疗肾癌效果如何？

从 20 世纪 90 年代起，中、高剂量的细胞因子如 IFN-α 或（和）IL-2 就一直作为转移性肾癌的一线标准治疗方案。但是细胞因子治疗的客观反应率仅为 5% ~ 27%，中位无进展生存期仅有 3 ~ 5 个月，大多数转移性肾癌患者不能获得满意疗效。而且这两种细胞因子存在主要的副作用，用药患者会有疲乏感、发热、注射部位皮下硬结、皮疹、腹泻、呕吐、尿素氮 / 血肌酐升高、贫血、呼吸困难等表现。

◎ 放疗和化疗对肾癌的治疗效果如何？

目前研究认为，化疗只作为转移性非透明细胞癌患者或转移性透明细胞癌伴显著的肉瘤样变患者的治疗方案。总体来说，化疗对于转移性肾癌有效率较低，约 10% ~ 15% 左右。而另一种治疗手段——放疗应用于骨转移、局部肾脏区域复发、区域或远处淋巴结转移的患者时，可起到缓解疼痛、改善生存质量的作用。随着近些年放疗技术的发展，在有效全身治疗基础上开展的立体定向放疗（如三维适形放疗、调强适形放疗、TOMO 等）能较好的控制复发或转移的病灶。

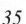

肾癌的康复管理

肾癌经过正规治疗后，还要遵医嘱定期到医院进行康复管理，一方面是医生要了解治疗效果，另一方面医护人员要指导你恢复健康，让你生活的更好！

◎ 肾癌术后生活是否发生改变？

早期肾癌不管是肾根治性切除术或是保留肾单位的肾癌切除术，在术后恢复后，都不会对患者的正常生活造成太大影响，仅需按照医师的要求进行后续定期复查、随访。而转移性肾癌患者因手术后需要接受靶向药物治疗，而该治疗可能出现高血压、皮疹、手足症、水肿等副作用，所以有可能其影响到正常生活。

◎ 肾癌术后需要化疗放疗吗？

一般情况下，早期肾癌手术后是不需要再接受化疗和放疗的。晚期肾癌或存在转移的患者，多数情况下也不行化疗和放疗，因为常见的肾癌对化疗和放疗敏感性欠佳。但是一些特殊类型的肾癌是可以通过化疗、放疗来治疗的；另外当肾癌出现脑转移或者骨转移的时候，也可以通过局部放疗达到减症治疗的目的。

◎ 肾癌做完手术还会复发吗？

和所有的恶性肿瘤一样，肾癌手术过后是可能出现复发或者远处转移的。但所幸的是，肾癌早期手术后复发率很低，一期肾癌术后 90% 的患者都不会复发。但如果是恶性程度较高的肿瘤或者发现较晚的患者，手术后复发概率会比较高。这类患者手术以后可能会需要一些辅助治疗来预防复发。

◎ 肾癌术后饮食、用药有无注意事项？

肾癌术后一般的饮食没有太特殊的禁忌，但因为根治性肾切除术患者术后只有一个肾脏，保留肾单位手术患者术后肾功能储备也会受少许影响，所以患者在手术后饮食上还是有一些注意事项。主要是少吃让肾脏负担过大的食物比如野菜、野生菌类、动物内脏和海鲜等；另外，为避免服用肾毒性药物，在其他疾病就医时需要向医师告知手术史，更不能自行擅自服药，尤其是煎服各种中草药。

◎ 肾癌术后复查的项目是什么？

不同分期的肾癌，手术过后复查的时间和复查的项目都不相同。如果是早期肾癌，术后复查的项目主要是肾功能、胸部 CT、腹部超声或者 CT。如果是晚期肾癌，需要根据转移病灶来确定复查项目。

◎ 肾癌术后影响性生活吗？

西方医学的肾脏和中医的"肾"的范畴并不相同，所以肾癌只是肾脏本身的恶性肿瘤，男性女性都可能患病，手术后并不会引起中医所指的"肾亏"，所以并不会对性生活造成影响，但具体情况还应该遵循主治医师的建议。

◎ 如何提高肾癌术后生活质量？

首先是遵循医师的医嘱定期复查，因为肾癌术后不发生复发和转移是保证生活质量的最重要因素。另外如果病情允许，最好能够回归正常的社会生活，避免焦虑和过度紧张。

◎ 不能手术的肾癌患者如何改善生活质量呢？

不能手术的肾癌患者一般属于有转移的患者或者一般情况太差的患者，分期一般都比较晚。对于这类患者，首先需要通过有效的治疗控制肿瘤生长，如靶向治疗药物等；另外需要通过增加营养摄入提升自身免疫力来对抗肿瘤。

◎ 肾癌随访的意义是什么？

肾癌的随访十分重要，对于没有转移的肾癌，需要通过定期随访来判断肿瘤有没有复发或者转移。一旦发生转移或者复发，需要尽快治疗。对于晚期肾癌，随访也十分重要，通过定期检查来判断肿瘤是否得到有效控制。若肿瘤继续进展，则需尽早确定是否需要更换治疗方案。

◎ 肾癌随访的方法主要有哪些？

随访并不是单纯的复查，除了复查肿瘤有没有复发或者进展以外，还需要和主治医师沟通自己的情况和症状以便医师判断病情。可以通过当面复诊、电话复诊、网上复诊等方式进行随访。

◎ 哪些肾癌患者存在较大的复发危险？

首先是肿瘤的分类，如囊性肾癌和嫌色细胞癌可能有更低的复发率，而部分乳头状癌和集合管癌等恶性程度高的癌症复发率也高。相同种类的肾癌，其恶性程度也不相同，例如透明细胞癌根据病理分类可分为 1 ~ 4 级，其中 4 级的透明细胞癌具有更高的侵袭性，也更容易复发。肿瘤临床分期也是重要的因素，分期越晚的肾癌，越容易复发和转移。

◎ 服用靶向药物患者如何随访？

服用靶向药物治疗的肾癌患者，每个服药周期都需要随访，不仅需要复查血常规、尿常规和肾功能，还需要定期复查甲状腺功能、心脏功能等。此外还要评估靶向药物的不良反应、监测服药期间血压和心率等。服药期间患者有任何自身症状都需要及时与医师沟通。什么时候需要对治疗效果进行评估，也需要和医师沟通决定。

◎ 肾癌术后 5 年未复发是不是就可以不复查了？

一般而言，多数复发和转移的患者都出现在手术后 5 年以内，但是手术 5 年以后复发或者转移的患者，也占了一定的比例。因此，肾癌术后 5 年没有复发的患者仍然需要随访，只是随访的间隔时间可以适当延长，随访的项目可以相对简单一些。

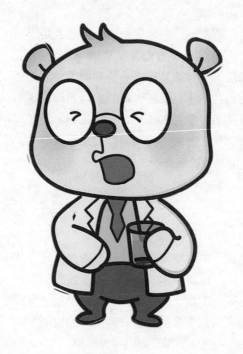

3

膀胱癌

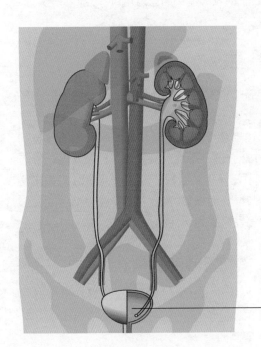

膀胱是位于盆腔前方的一个锥体形气球状肌性器官，收缩性回弹性强，为贮尿器官。无尿时膀胱呈锥体形，在耻骨下方不可触摸；充盈时则变为卵圆形，顶部可向上突出耻骨联合而被叩出。

膀胱

41

认识膀胱癌

膀胱是我们的泌尿系统的一部分，位于我们的下腹部。膀胱主要是个平滑肌器官，可以出现良性和恶性肿瘤。

◎ 膀胱的结构与功能如何？

膀胱由外向内分为三层组织，分别为浆膜层、肌层和黏膜层。肌层主要是由平滑肌纤维组成，也称为膀胱逼尿肌。收缩时使膀胱内压升高，尿液向尿道排出。而此时在膀胱与尿道交界处（膀胱颈部位）的较厚环形肌（也被称为尿道内括约肌）松弛，以及前列腺精阜远端的外扩约松弛，协同将尿液排出。而括约肌的收缩能关闭尿道内口，增加内口压力，防止漏尿。

◎ 什么是膀胱癌？

膀胱癌是指发生在膀胱黏膜上的恶性肿瘤，是泌尿系统最常见的恶性肿瘤，也是全身十大常见肿瘤之一。2012 年全国肿瘤登记地区膀胱癌的发病率为 6.61/10 万，位于恶性肿瘤发病率的第 9 位。膀胱癌可发生于任何年龄阶段，甚至于儿童时期。其发病率随年龄增长而增加，高发年龄阶段为 50 ~ 70 岁。男性膀胱癌发病率为女性的 3 ~ 4 倍。

◎ 膀胱癌有哪些病理类型？

根据 2004 年 WHO《泌尿系统及男性生殖器官肿瘤病理学和遗传学》中尿路系统肿瘤组织学分类

标准，膀胱癌的病理类型包括膀胱尿路上皮癌、膀胱鳞状细胞癌和膀胱腺癌，其他罕见的还有膀胱透明细胞癌、膀胱小细胞癌和膀胱类癌。其中最常见的是膀胱尿路上皮癌，约占膀胱癌患者总数的90%以上。通常所说的膀胱癌就是指膀胱尿路上皮癌，既往还被称为膀胱移行细胞癌。

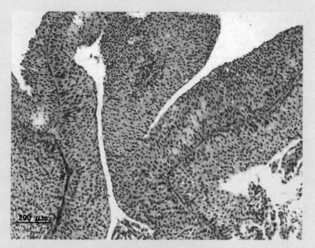

膀胱尿路上皮癌的病理图像

◎ 膀胱癌的分级及分期有哪些?

膀胱癌的分级是指膀胱癌的恶性程度。膀胱癌的分期指肿瘤浸润深度及转移情况，是判断膀胱肿瘤预后的最有价值的参数。膀胱癌可分为非肌层浸润性膀胱癌（Tis, Ta, T1）和肌层浸润性膀胱癌（T2以上）。原位癌（Tis）虽然也属于非肌层浸润性膀胱癌，但一般分化差，属于高度恶性的肿瘤，向肌层浸润性进展的几率要高得多。因此，应将原位癌与Ta、T1期膀胱癌加以区别。

◎ 膀胱癌在世界范围内的流行病学特征如何?

2011 年统计的世界范围内,膀胱癌发病率居恶性肿瘤的第十一位,在男性排名第七位,女性则排在第十位之后。2008 年世界发达地区膀胱癌年龄标准化发病率男性为 16.6/10 万,女性为 3.6/10 万,年龄标准化死亡率男性为 4/10 万,女性为 1.1/10 万。美国近 40 年来(1975–2014 年),男性膀胱癌发病率稳定在 30/10 万 ~ 37/10 万。

◎ 膀胱癌我国流行病学特征如何?

最新调查显示,我国男性膀胱癌在城市地区的发病率位居全身肿瘤的第七位,其中中等城市排第 6 位,发病率低于西方国家。2009 年我国肿瘤登记地区膀胱癌发病率为 6.61/10 万,中国人口标准化率为 3.03/10 万。

近年来,我国部分城市肿瘤发病率报告显示膀胱癌发病率有增高趋势,且城市居民膀胱癌死亡率明显高于农村。2009 年数据显示我国城市居民膀胱癌年龄标准化死亡率为 2.8/10 万;而农村居民膀胱癌年龄标准化死亡率为 1.5/10 万。最新调查显示,我国男性膀胱癌死亡率在大城市相对较高,位于全部肿瘤死亡率的第 10 位。

◎ 膀胱癌男女性中发病特点有无区别?

膀胱癌男性发病率为女性的 3 ~ 4 倍。对分期相同的膀胱癌,女性的预后比男性差。男性膀胱癌发病率高于女性,不能完全解释为吸烟习惯和职业因素，性激素可能是导致这一结果的重要原因。

膀胱癌发生的病因及风险因素有哪些？

膀胱癌的发生是复杂、多因素、多步骤的病理变化过程，既有内在的遗传因素，又有外在的环境因素。较为明确的两大致病危险因素是吸烟和长期接触工业化学产品。

吸烟是目前最为肯定的膀胱癌致病危险因素，约 30% ~ 50% 的膀胱癌由吸烟引起，吸烟可使膀胱癌危险率增加 2 ~ 4 倍，其危险率与吸烟强度和时间成正比。

另一重要的致病危险因素为长期接触工业化学产品，职业因素是最早获知的膀胱癌致病危险因素，约 20% 的膀胱癌是由职业因素引起的，包括从事纺织、染料制造、橡胶化学、药物制剂和杀虫剂生产、油漆、皮革及铝、铁和钢生产等职业。

另外，膀胱癌还可能与遗传有关，有家族史者发生膀胱癌的危险性明显增加。

如何避免膀胱癌的发生？

吸烟者膀胱癌的发病率是不吸烟者的四倍，多饮水可以降低膀胱癌的危险度，建议每天喝 10 杯以上的水。另外避免长期接触工业化学产品。

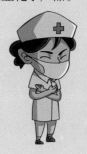
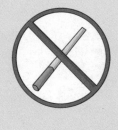

膀胱癌的早期诊断

如何早期诊断膀胱癌呢？通常膀胱癌患者有一个
典型的症状，即无痛性血尿。一旦出现这个症状，
你要到医院及时查明原因。

【温馨提醒】
间歇、全程、无
痛性、肉眼血尿
是膀胱癌最常
见症状，因此，
一旦发现这种
肉眼血尿，一定
不要掉以轻心。
请及时到泌尿
外科行进一步
检查明确（首
选泌尿系彩超，
最可靠的为膀
胱镜检查）。早
期发现膀胱癌，
及时诊疗的预
后显著提高。

◎ 如何早期发现膀胱癌？

血尿是膀胱癌最常见症状，尤其是间歇全程
无痛性血尿，可表现为肉眼血尿或镜下血尿，血
尿出现时间及出血量与肿瘤恶性程度、分期、大
小、数目、形态并不一致。

◎ 膀胱癌患者还有哪些症状呢？

除血尿为最常见的症状外，尿频、尿急、排
尿困难和盆腔疼痛等症状为膀胱癌另一类常见表
现。这些症状常与弥漫性原位癌或浸润性膀胱癌
有关，而早期膀胱癌无此类症状。其他症状还包
括输尿管梗阻所致腰肋部疼痛、下肢水肿、盆腔
包块和尿潴留等。有的患者就诊时即表现为体重
减轻、肾功能不全、腹痛或骨痛等晚期症状。

◎ 膀胱癌的初始检查是什么呢？

怀疑膀胱癌患者通常应考虑进行体格检查及
影像学检查。目前临床上彩超检查简便易行、无
创伤，是膀胱癌的首选筛查手段；泌尿系 CT
成像（CTU）可替代传统 IVU（静脉泌尿系造影）
检查来了解有无肾盂、输尿管癌可能，且其对泌
尿上皮肿瘤具有更高的诊断准确率。

46

◎ 还有哪些无创的检查有助于膀胱癌诊断呢？

尿细胞学检查是膀胱癌诊断和术后随访的主要方法之一。自然排尿采集尿标本，尿细胞学阳性意味着泌尿道的任何部分，包括肾盏、肾盂、输尿管、膀胱和尿道，存在尿路上皮癌可能。尿细胞学检测膀胱癌的敏感性为 13%～75%，特异性为 85%～100%。泌尿系感染、膀胱灌注治疗等因素会影响检查结果。

◎ 诊断膀胱癌最可靠的检查方法是什么？

膀胱镜检查和活检是诊断膀胱癌最可靠的方法。通过膀胱镜检查可以明确膀胱肿瘤的数目、大小、形态（乳头状的或广基的）、部位以及周围膀胱黏膜的异常情况，同时还可以对肿瘤和可疑病变进行活检以明确病理诊断。

◎ 什么是诊断性电切？

如果影像学检查发现膀胱内有非肌层浸润的肿瘤占位病变，可以省略膀胱镜检查的步骤，直接实施经尿道膀胱病损诊断性电切术（TUR）。患者麻醉，然后在膀胱镜下直接对膀胱肿瘤进行电切。诊断性电切有两个目的，一是切除肿瘤；二是明确肿瘤的病理诊断和分级、分期，为进一步治疗以及判断预后提供依据。

◎ 膀胱癌诊断的金标准是什么？

膀胱癌诊断的金标准是膀胱镜检查及活检。

◎ 什么膀胱癌患者需要检查上尿路有无肿瘤呢？

整个肾盂、输尿管及膀胱的被覆上皮均称之为尿路上皮，若发现膀胱尿路上皮癌，则有同时并发肾盂、输尿管尿路上皮癌的可能，或肾盂、输尿管癌患者以膀胱癌的临床表现为首发症状，故膀胱癌患者均应检查上尿路有无肿瘤。

膀胱癌的规范化治疗

膀胱癌一旦明确诊断后，就要进行规范化治疗。肿瘤的治疗，建议选择正规医院，不要听信谣言、迷信、祖传秘方，以免延误病情。

◎ 膀胱癌的临床分类是什么？

膀胱癌临床分为两类，非肌层浸润性膀胱癌和肌层浸润性膀胱癌。非肌层浸润性膀胱癌或表浅性膀胱癌占初发膀胱肿瘤的 70%，其中 Ta 占 70%、T1 占 20%、Tis 占 10%。Ta 和 T1 虽然都属于非肌层浸润性膀胱癌，但两者的生物学特性有显著不同，由于固有层内血管和淋巴管丰富，故 T1 也容易发生肿瘤扩散。肌层浸润性膀胱癌非常容易发生转移，且恶性程度较高。

◎ 膀胱癌的治疗方式有哪些？

一旦确诊膀胱癌必须考虑手术治疗，大多数早期膀胱癌治疗效果良好，多可长期存活。膀胱癌根据是否有肌肉层浸润分为非肌层浸润性膀胱癌和肌层浸润性膀胱癌，两者治疗方式完全不同。非肌层浸润性膀胱癌大多可采用经尿道膀胱肿瘤电切术（TUR–BT）联合膀胱灌注治疗，患者术后 5 年生存率可达 80% ~ 90%，而肌层浸润性膀胱癌应采用膀胱全切术治疗，患者术后 5 年生存率可达 60% ~ 70%。

◎ 非肌层浸润性膀胱癌为什么需要膀胱灌注治疗？

经尿道膀胱肿瘤电切术治疗后有 10% ~ 67% 的患者会在 12 个月内复发，术后 5 年内有 24% ~ 84% 的患者复发，可能与新发肿瘤、肿瘤细胞种植或原发肿瘤切除不完全有关。非肌层浸润性膀胱癌在术后复发有两个高峰期，分别为术后的 100 ~ 200 天和术后的 600 天。术后复发的第一个高峰期同术中肿瘤细胞播散有关，而术后膀胱灌注治疗可以大大降低由于肿瘤细胞播散而引起的复发。

◎ 什么是术后膀胱即刻灌注化疗？

术后即刻膀胱灌注化疗就是在经尿道膀胱肿瘤电切术完成后 24 小时内使用表柔比星（epirubicin）、吡柔比星（THP）或丝裂霉素（mitomycin）等药物进行膀胱灌注。这可以使肿瘤的复发率降低 39%，因此推荐所有的非肌层浸润性膀胱癌患者在术后 24 小时内均进行膀胱灌注化疗，但术中有膀胱穿孔或术后明显血尿时不宜采用。

◎ 什么是术后维持膀胱灌注化疗？

术后维持膀胱灌注化疗：对于中危和高危的非肌层浸润性膀胱癌，术后 24 小时内即刻膀胱灌注治疗后建议继续接受膀胱灌注化疗，每周 1 次，共 4 ~ 8 周，随后进行膀胱维持灌注化疗，每月 1 次，共 6 ~ 12 个月。

◎ 术后卡介苗灌注免疫治疗的指征有哪些？

卡介苗（BCG）也就是使用活的减毒牛结核分支杆菌制成的一类生物制剂。常用于结核分枝杆菌感染的预防接种。目前，BCG也被认为是预防非肌层浸润性膀胱癌复发的最有效的灌注药物。其确切作用机制尚不清楚，多数研究认为是通过免疫反应介导的。BCG适合于中高危非肌层浸润性膀胱癌的治疗，可以控制膀胱肿瘤的进展。由于术后膀胱有创面，术后即刻灌注治疗时应避免采用BCG，以免引起严重的副作用。

◎ 卡介苗膀胱灌注疗程和剂量如何？

BCG治疗一般采用灌注6周（每周一次）诱导免疫应答，再加灌注3周（每周一次）从而维持、强化良好的免疫反应。BCG灌注用于治疗高危非肌层浸润性膀胱尿路上皮癌时，一般采用常规剂量（120～150mg）；BCG用于预防非肌层浸润性膀胱尿路上皮癌复发时，一般采用低剂量（60～75mg）。这样获得较好疗效，并减少副作用。

◎ 卡介苗膀胱灌注时间和周期是怎么样的呢？

BCG灌注一般在术后2周开始。BCG维持灌注可以使膀胱肿瘤进展概率降低37%。患者需维持BCG灌注1～3年（至少维持灌注1年），因此建议在术后3、6、12、18、24、36个月时重复BCG灌注，以保持和强化疗效。

◎ 卡介苗膀胱灌注有哪些副作用？

BCG 膀胱灌注的主要副作用为膀胱刺激症状和全身流感样症状，少见副作用包括结核败血症、前列腺炎、附睾炎、肝炎等。因此，术后膀胱有开放创面或有肉眼血尿等情况，不能进行 BCG 膀胱灌注。

◎ 肌层浸润性膀胱癌的治疗方式如何？

肌层浸润性膀胱癌容易发生远处转移，故肌层浸润性膀胱癌首选行根治性膀胱切除术。对于身体条件差不能耐受膀胱全切术患者，可以选择实施彻底的经尿道膀胱肿瘤电切术联合术后化疗、放疗或放化疗的综合保膀胱治疗。

◎ 哪些患者需要行膀胱全切术的？

根治性膀胱切除术的基本手术指征为 T2-T4a，N0-X，M0 的浸润性膀胱癌，其他指征还包括高危非肌层浸润性膀胱癌 T1G3 肿瘤，BCG 治疗无效的Tis，反复复发的非肌层浸润性膀胱癌，单靠电切除术或腔内手术无法控制的广泛乳头状病变等。

另外膀胱全切除术的指征还包括非手术治疗无效、保留膀胱治疗后肿瘤复发和非尿路上皮膀胱癌。以上手术指征可独立选用，亦可综合应用。但有严重合并症（心、肺、肝、脑、肾等疾病）不能耐受根治性膀胱切除术者应除外。

【温馨提醒】
一旦确诊膀胱癌必须考虑手术治疗，大多数早期膀胱癌治疗效果良好，多可长期存活。而晚期患者，为了解除血尿、尿潴留及尿痛等情况，只要身体允许还是要考虑行膀胱切除术。另外晚期患者也可考虑行姑息性减症放疗。

◎ 肌层浸润性膀胱癌为什么需要做化疗？

10% ~ 15% 的肌层浸润性膀胱癌患者在确诊时已出现转移，肌层浸润性膀胱癌行根治性膀胱切除术后，高达 50% 的患者会出现转移，5 年生存率为 36% ~ 54%。对于 T3-T4 和（或）有淋巴结转移或远处转移的膀胱癌高危患者，其 5 年生存率仅为 25% ~ 35%。膀胱癌对含铂的化疗方案比较敏感，总有效率为 40% ~ 75%，其中 12% ~ 20% 的患者局部病灶获得完全缓解，约 10% ~ 20% 的患者可获得长期生存。

◎ 膀胱全切术后尿流改道方式及选择情况有哪些？

尿流改道术尚无标准治疗方案。目前有多种方法可选，包括不可控尿流改道（noncontinent diversion）、可控尿流改道（continent diversion）、膀胱重建（bladder reconstruction）等。手术方式的选择需要根据患者的具体情况，如年龄、伴发病、预期寿命、盆腔手术及放疗史等，并结合患者的要求及术者经验认真选择。

◎ 什么是输尿管皮肤造口术？

临床上行膀胱根治性切除术后，将输尿管直接拖入至皮肤造口，尿液直接从输尿管造口处流出，不能进行尿流调控，是一种简单、安全的术式。由于无须使用肠道，故肠瘘及肠梗阻的并发症发生率明显降低，但由于输尿管直径小，输尿管皮肤吻合口狭窄发生率高。适用于预期寿命短、有远处转移、姑息性膀胱全切、肠道疾患无法利用肠管进行尿流改道或全身状态不能耐受其他尿流改道手术者。

什么是回肠膀胱术?

回肠膀胱通道术是一种经典的简单、安全、有效的尿流改道术式,其是不可控尿流改道的首选术式,也是最常用的尿流改道方式之一。它是将输尿管吻合或拖入选取的一截回肠内,再将回肠在皮肤上造口,本手术相对简单,其主要缺点是需腹壁造口、终身佩戴集尿袋,主要适用于膀胱三角区、后尿道及膀胱颈有病变,无法行原位新膀胱术的患者。但本身肠道功能异常的,如短肠综合征、小肠炎性疾病、回肠受到广泛射线照射的患者也不适于此术式。而对于无法采用回肠的患者,还可选用结肠通道术作为替代术式。

什么是膀胱重建或原位新膀胱?

近年来,原位新膀胱术正逐渐被各大医疗中心作为一些选择性病例根治性膀胱全切术后尿流改道的主要手术方式,可用于男性和女性患者。肠段以末端回肠应用较多,升结肠、盲肠、乙状结肠、胃等部位的应用相对较少。

此术式主要优点是正常排尿,不需要腹壁造口,提高了生活质量和改变了自身形象。缺点是夜间尿失禁和排尿失败需要导尿或间歇性自我导尿。长期并发症及发病率为昼夜尿失禁(分别为 8% ~ 10%,20% ~ 30%)、输尿管肠道吻合口狭窄(3% ~ 18%)、尿潴留(4% ~ 12%)、代谢性疾病、维生素 B_{12} 缺乏病等。

◎ 肌层浸润性膀胱癌的综合保膀胱治疗是怎么样的?

主要针对 T2 和 T3a 的尿路上皮癌患者中因身体原因不能或不愿行膀胱全切术的患者。方法包括单纯经尿道电切手术、经尿道电切手术联合化疗、经尿道电切手术联合放疗或联合放化疗。

● 尿道电切手术联合外放射治疗

主要针对不适合膀胱癌根治术或不能耐受化疗的患者。这组患者 5 年存活率为 30% ~ 60%,肿瘤特异存活率为 20% ~ 50%。

● 经尿道电切手术联合化疗

病理完全反应率可为 8% ~ 26%,对 T3/T4 使用顺铂为基础的化疗,其完全缓解率和部分缓解率分别为 11% 和 34%。2 ~ 4 个化疗周期后,通过膀胱镜和活检再次评估。评估时要警惕是否有残余病灶存在,如病灶仍存在,则开展挽救性全膀胱切除术。

● 经尿道电切手术联合放、化疗

最大限度经尿道电切手术后,以顺铂为基础的化疗联合放疗可使完全缓解率达到 60% ~ 80%,可使 40% ~ 45% 的患者在保留完整膀胱的情况下存活 4 ~ 5 年,长期存活率达 50% ~ 60%(与全膀胱切除相媲美)。如果联合治疗不敏感,则推荐在早期进行全膀胱切除。

◎ 膀胱癌的化疗效果如何?

尿路上皮癌细胞已被证明对铂类、吉西他滨、阿霉素及紫杉醇等化疗药物敏感,转移性膀胱尿路上皮癌患者对含铂类药物的联合化疗方案总体反应率可达 50%。而化疗是肌层浸润性膀胱癌在根治性膀胱切除术之外重要的辅助治疗手段，主要的化疗方式包括新辅助化疗和辅助化疗。

◎ 什么是膀胱癌的新辅助化疗?

新辅助化疗是对于拟行根治性膀胱切除术的患者，术前行化疗。目前大量临床实验数据表明对于肌层浸润性膀胱癌患者新辅助化疗可以明显提高肿瘤完全反应率并延长患者的总体生存期。

◎ 放疗在膀胱癌的治疗中作用如何?

在某些情况下，肌层浸润性膀胱癌患者如不愿意接受根治性膀胱切除术;或全身条件不能耐受手术;或肿瘤已无法根治性切除，这时可选用放射治疗或化疗联合放射治疗。但单纯放疗患者的总生存期是短于根治性膀胱切除术的。通过短程放疗还可减轻因膀胱肿瘤巨大造成无法控制的症状,如血尿、尿急、疼痛等。

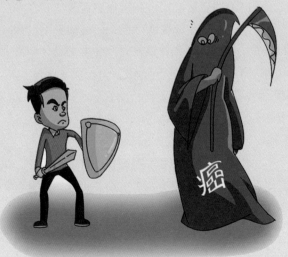

膀胱癌的康复管理

膀胱癌经过规范化治疗后，还要进行康复管理。一方面医生要了解治疗效果，另一方面医护人员还要指导你，帮助你恢复健康，让你更好的生活！

◎ 非肌层浸润性膀胱癌的随访有哪些检查呢？

在非肌层浸润性膀胱癌的随访中，膀胱镜检查目前仍然是判断肿瘤是否复发的金标准，一旦发现异常则应该行病理活检。B 超、尿脱落细胞学以及 IVU 等检查在非肌层浸润性膀胱癌的随访中亦有一定价值，但均不能完全代替膀胱镜检的地位和作用。

◎ 非肌层浸润性膀胱癌的随访时间及其周期如何？

所有的非肌层浸润性膀胱癌患者都应该在术后 3 个月接受第一次膀胱镜检查，但是如果手术切除不彻底、创伤部位有种植或者肿瘤发展迅速则需要适当提前。

低危肿瘤患者如果第一次膀胱镜检阴性，则 9 个月后进行第二次随访，此后改为每年一次，连续 5 年。

高危肿瘤患者前 2 年中每 3 个月随访一次，第三年开始每 6 个月随访一次，第 5 年开始终身每年随访一次。

中危肿瘤患者的随访方案介于两者之间，由个体的预后因素决定。

◉ 肌层浸润性膀胱癌有哪些随访策略？

根治性膀胱切除术后患者应该进行终身随访。随访间隔：pT1 期每年一次，pT2 期每 6 个月一次，pT3 期每 3 个月一次。

◉ 肌层浸润性膀胱癌随访哪些内容呢？

随访内容应包括体格检查、血液生化检查、胸部 X 线片检查和彩超检查（包括肝、肾、腹膜后等）。对于 pT3 期肿瘤患者可选择每半年进行一次盆腔 CT 检查。可选择上尿路影像学检查以排除输尿管狭窄和上尿路肿瘤的存在。尿流改道术后患者的随访主要围绕手术相关并发症、代谢并发症、泌尿道感染以及继发性肿瘤等几方面进行。

◉ 膀胱癌的预后如何呢？

膀胱癌的预后与肿瘤分级、分期、肿瘤大小、肿瘤复发时间和频率、肿瘤数目以及是否存在原位癌等因素密切相关，其中肿瘤的病理分级和分期是影响预后的最重要因素。国内一项研究显示，各期膀胱癌患者 5 年生存率分别为 Ta-T1 期 91.9%、T2 期 84.3%、T3 期 43.9%、T4 期 10.2%。各分级膀胱癌患者 5 年生存率分别为 G1 级 91.4%、G2 级 82.7%、G3 级 62.6%。

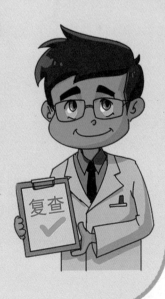

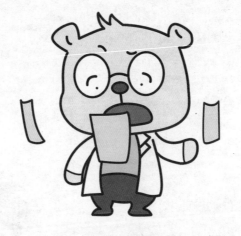

4

睾丸肿瘤

什么是睾丸?

睾丸是男性生殖系统的主要实质性器官,睾丸位于阴囊内,左右各一,呈椭圆体,约核桃大小;左右两侧睾丸的大小常不同;健康成年男性睾丸体积约 15 ~ 25ml,长约 4.5 ~ 5.1cm,如果成年男性睾丸体积小于 12ml 则提示睾丸发育不良。

睾丸功能是什么?

睾丸的主要作用是通过产生精子和分泌雄性激素,来维持男性生殖及性功能。睾丸内生精小管产生精子后,精子通过输出小管进入附睾进一步发育成熟、储存。生精小管之间组织内的间质细胞分泌雄性激素,雄性激素可以维持男性第二性征和性功能,同时雄性激素具有促进精子的发育和机体合成代谢的作用。

两个睾丸大小不一正常吗?

正常男人的睾丸是不对称的,大多数男人右侧睾丸较左侧稍高、稍大,这是因为男性左侧精索比右侧长,我们的身体各个部位不是绝对对称的。若发现两个睾丸大小差别明显或者质地不同,这可能是由睾丸肿瘤、慢性附睾炎、睾丸炎、外伤等因素所致,需要及时就医查明原因。

为什么睾丸长在阴囊内?

睾丸最开始是位于腹腔内,随着胚胎发育慢慢下降到阴囊,被阴囊包裹独立于腹腔外,使得阴囊可以单独调节内环境,使睾丸温度略低于体温 1 ~ 2℃,这个温度有益于精子存活;同时避免睾丸受到腹腔内压力变化影响。

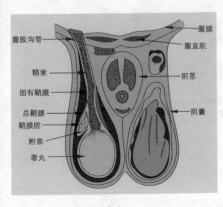

腹膜
腹直肌
腹股沟管
精索
阴茎
固有鞘膜
总鞘膜
鞘膜腔
阴囊
附睾
睾丸

睾丸

认识睾丸肿瘤

睾丸是男性雄性力量的源泉，不过，
小小的睾丸也是发生一些肿瘤，让
男同胞们苦恼不已。

◎ 什么是隐睾？

　　隐睾是指睾丸没有正常下降到阴囊内，约有3.4%
左右的新生儿睾丸没有下降至阴囊内。隐睾根据其
位置可分为腹腔内隐睾、腹股沟管隐睾、阴囊高位
隐睾、异位隐睾、可回缩隐睾。绝大多数新生儿的
睾丸可在出生 3 月内下降至阴囊，如果 1 岁时睾丸
仍未下降至正确位置则需要尽快行睾丸下降固定术，
3 岁以前手术则能尽量避免睾丸肿瘤发生。

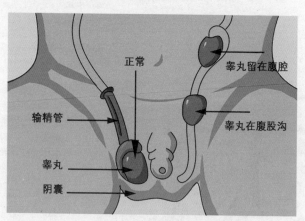

◎ 睾丸肿瘤有哪些表现？

　　睾丸肿瘤以无痛性睾丸肿大为主要表现，患者
可有阴囊沉重、下坠感等感觉，发生睾丸肿瘤时患
者可以自检触摸到肿大、质硬的睾丸。

睾丸肿瘤的发病特点?

睾丸肿瘤的发病率仅占人体恶性肿瘤发病率的 1% ~ 1.5%，占泌尿系肿瘤的 5%，它是 15 ~ 35 岁青壮年男性最为常见恶性肿瘤之一。睾丸肿瘤右侧较左侧常见，这与右侧隐睾发生率高有关。

睾丸肿瘤发病受哪些因素影响?

先天性隐睾患者睾丸肿瘤发生机会比正常人高 20 ~ 40 倍；正常人睾丸恶变率约 1/10 万，而隐睾患者中睾丸恶变率为 1/2500。据统计，腹内型隐睾肿瘤发生率为 22.7%。其他因素如遗传、损伤、激素和感染等也可能与睾丸肿瘤的发生有关。

睾丸肿瘤会遗传或者传染吗?

睾丸肿瘤不会传染，但部分可能与遗传有关，因此有睾丸肿瘤家族史的人应该定期进行相关体检。

睾丸肿瘤可以预防吗?

目前睾丸肿瘤的发病原因并不十分清楚，没有特效的预防方法。隐睾患者睾丸肿瘤发生率明显升高，大于 3 岁者行隐睾下降固定术并不能完全保留正常睾丸生育的功能，切除患侧睾丸能预防睾丸肿瘤。建议洗澡时常检查一下自己的睾丸两侧大小是否一致，怀疑有问题时，应立刻找泌尿专科医师诊治。

睾丸肿瘤预后如何?

睾丸肿瘤如果不接受治疗，80% 的患者会在 2 年内死亡，如果接受手术结合放疗、化疗等正规的治疗，患者的 5 年生存率可以高达 90% 以上。具体预后与睾丸肿瘤病理类型、细胞分化程度和临床分期等因素密切相关。

睾丸癌的早期诊断

如果男性在洗澡时，无意中发现两侧睾丸大小
不一，特别是肿大的睾丸出现质地坚硬的包块，
一定要到医院及时就诊，查明原因。

◎ 怀疑有睾丸肿瘤怎么办？

如果触摸到睾丸肿大或者自觉睾丸不适感，建议立即到泌尿专科就诊，医生可以通过体检或超声等检查明确有无睾丸肿瘤病变。

◎ 诊断睾丸癌需要进一步做哪些检查？

超声检查是睾丸肿瘤的首选，该项检查对于睾丸内肿瘤病变敏感性几乎为100%，它不仅可以确定阴囊肿块位于睾丸内还是位于附睾，还可以了解对侧睾丸情况。完善CT、血清肿瘤标志物等检查还可以进一步确定睾丸肿瘤有无转移。

◎ 肿瘤标志物检查有什么意义？

绒毛膜促性腺激素（HCG）、甲胎蛋白（AFP）、乳酸脱氢酶（LDH）等指标为睾丸肿瘤常见肿瘤标志物，它们可以帮助鉴别睾丸肿瘤的类型，但即使正常也不能排除睾丸肿瘤可能。比如AFP（甲胎蛋白）或者HCG（人绒毛膜促性腺激素）升高，则提示睾丸肿瘤中有非精原细胞成分；LDH（乳酸脱氢酶）主要用于转移性睾丸肿瘤患者的检查。

◎ 睾丸肿瘤最易转移到什么地方，有什么特点？

睾丸肿瘤最容易向腹膜后淋巴结、肺脏等部位转移，CT、MRI、PET-CT、超声等检查可以帮助作出鉴别。睾丸肿瘤主要经淋巴管转移到髂内、髂总和腹主动脉旁淋巴结，再进一步转移至纵隔淋巴结。

睾丸肿瘤患者需要活检么？

睾丸表面有一层坚韧的白膜，它可以阻挡睾丸肿瘤扩散，所以睾丸肿瘤一般不采取穿刺活检，以避免肿瘤种植扩散。但对于肿瘤微小，有生育要求的患者，也可行针吸活检或行睾丸部分切除，从而明确病理。

睾丸肿瘤分类？

睾丸肿瘤主要分为生殖细胞肿瘤、性索/性腺间质肿瘤、其他非特异性间质肿瘤，其中生殖细胞肿瘤占95%。睾丸生殖细胞肿瘤又分为精原细胞瘤和非精原细胞瘤两大类，其中精原

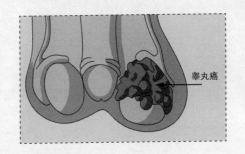

睾丸癌

细胞瘤约占60%；非精原细胞瘤主要包括胚胎癌、畸胎瘤、绒毛膜上皮癌、卵黄囊肿瘤。

【温馨提醒】
建议所有男同胞洗澡时经常摸摸自己的睾丸，看看有无异常，是否两侧都有睾丸。怀疑有问题时，应立刻找泌尿专科医师诊治。也请所有新生男孩的父母一定注意，看看爱儿的双侧阴囊内是否有睾丸。如有异常，请1岁以内带男婴到专科医院就诊。

睾丸癌的规范治疗

患者一旦诊断睾丸癌后，要尽早开始治疗，建议选择肿瘤医院和大型医院肿瘤专科进行规范化治疗，不要听信小道消息，以免延误病情。

◎ 睾丸肿瘤主要治疗方式是什么？

一般采取手术、放疗、化疗等综合治疗方法。手术包括根治性睾丸切除术（原发病灶切除即通过腹股沟区切口完全切除患侧睾丸、尽可能切除患侧精索）、腹膜后淋巴结清扫术（切除转移病灶）等。

◎ 睾丸肿瘤都需要手术治疗吗？

一般认为不论何种类型睾丸肿瘤、不论睾丸肿瘤是否已经转移，都应该首先行根治性睾丸切除术切除原发病灶。该手术创伤小、恢复快，切除的病变睾丸通过检查可以得到准确的病理诊断，从而获得肿瘤分期及组织类型的判断，为后续治疗确定合适的方案提供依据。

◎ 睾丸根治术切除范围多大？

根治性睾丸切除术强调切口不宜经阴囊，切口一般选择患侧腹股沟区域。手术时首先在内环口结扎患侧精索血管，避免肿瘤转移或者种植，然后切除患侧睾丸、附睾及其鞘膜、部分精索。该手术方式有创伤小、出血少、安全可靠、风险小、术后恢复快等优点。

◎ 哪些睾丸肿瘤患者适用腹膜后淋巴结清扫术？

对于睾丸 I 期非精原细胞肿瘤行腹膜后淋巴结清扫术可以对肿瘤进行更加准确病理分期，如果手术证实存在腹膜后淋巴结转移则应行辅助化疗，如无淋巴结转移则无需进一步治疗。对于部分中晚期的非精原细胞瘤也可以结合化疗和腹膜后淋巴结清扫手术来提高治愈率。

◎ 睾丸肿瘤需要进行化疗吗？

睾丸肿瘤的化疗效果较好，不论早期睾丸肿瘤的术后辅助化疗或者晚期睾丸肿瘤的姑息性化疗均有较好效果。

◎ 睾丸肿瘤需要进行放疗吗？

睾丸肿瘤行放射治疗效果较好，特别是精原细胞瘤对放射线极度敏感，而且放射治疗是局部治疗，它只影响受治疗区域癌细胞，对于全身的副作用较小；因此对于早期精原细胞瘤的术后辅助放疗或者中晚期精原细胞瘤的放疗都有非常好的疗效。

◎ 睾丸肿瘤转移后还可以治疗吗？

对于已经有淋巴结转移的 2 期患者，通过正规手术、放化疗综合治疗，5 年生存率可以达到 90% 左右，有远处转移的 3 期患者 5 年生存率也可以达到 50%。

【温馨提醒】
不论何种类型的睾丸肿瘤，以及睾丸肿瘤是否已经转移，首先应该进行根治性睾丸切除术。既可以切除原发病灶（该手术创伤小、恢复快），通过切除的病变睾丸获得准确的病理诊断，为后续治疗确定更合适的方案。其次睾丸肿瘤（尤其是精原细胞瘤）的化、放疗效果较好，不论早期睾丸肿瘤的术后辅助化疗或者晚期睾丸肿瘤的姑息性化疗均有较好效果。

睾丸癌的康复管理

睾丸癌经过规范治疗后，还要进行康复管理，
医生要随访治疗效果，此外，医护人员还要指
导你恢复健康，让你生活的更好！

◎ 睾丸肿瘤术后影响性生活吗？

正常男性有两个睾丸，即使切掉一个睾丸，剩
下睾丸仍能够承担人体的产生精子和雄性激素功能，
对于男性生育功能、性功能没有太大影响。只是产
生精子的质量和数量受一定影响，有降低自然怀孕
几率的风险。因此患者可以遵循医嘱，在病情允许
的情况下可以回归正常的工作和生活。同时，需要
按照医师的要求进行复查随访，避免焦虑和过度紧
张，当然也可以过正常的性生活。

◎ 睾丸肿瘤做完手术还会复发转移吗？

睾丸根治性切除术术后有复发的可能性，复发
风险高低与肿瘤病理类型及其分期、术后治疗方案
选择有关。复发转移部位主要有腹主动脉旁淋巴结、
纵膈、锁骨上淋巴结、肺、骨、脑等。

◎ 睾丸肿瘤术后伤口注意事项？

术后患者的切口处需保持局部清洁干燥并自行
密切观察阴囊局部及腹股沟情况。愈合后就不再需
要进一步特殊处理。

◎ 睾丸肿瘤术后饮食有无注意事项？

睾丸肿瘤术后在饮食上没有特殊禁忌，而保持

愉悦的心情及健康的生活方式可能有利于整体生活改善。如果患者术后做了放疗、化疗等则需要遵循医生建议。

◉ 睾丸肿瘤术后复查的项目是什么？

睾丸肿瘤术后复查的内容根据病情以及采取的治疗手段有关，主要包括体格检查（阴囊及腹股沟区触诊）、血清肿瘤标志物、彩超、胸腹部 CT、PET-CT 等评估有无复发、转移。

◉ 睾丸肿瘤随访的意义是什么？

定期随访，可以评估睾丸肿瘤的疗效及患者生活质量，早期发现有无复发并继续给予相应的治疗。

◉ 哪些患者存在较大的复发危险？

首先是肿瘤的分类，如非精原细胞瘤可能有更高的复发率；手术病理提示有血管、淋巴管浸润比无血管、淋巴管浸润的肿瘤患者发生肿瘤转移风险高 2 ~ 3 倍。肿瘤分期也是重要的因素，分期越晚的睾丸肿瘤越容易复发和转移。

◉ 睾丸肿瘤治疗结束后 5 年未复发是不是就可不复查了？

一般而言，多数复发和转移的患者出现在手术后 5 年以内，但是手术 5 年以后复发或者转移的患者也占了一定的比例。所以，睾丸肿瘤患者即使在治疗结束 5 年内没有复发仍然需要坚持随访，只是随访的间隔时间可以适当延长，随访的项目可以相对简单一些。

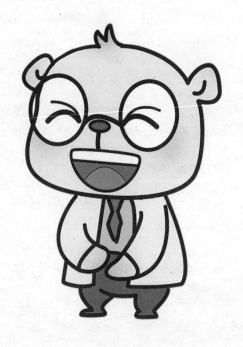

5

阴茎癌

什么是阴茎癌?

顾名思义,阴茎癌是发生于男性生殖器官——阴茎上的恶性肿瘤。这里需要注意的是阴茎癌为恶性肿瘤,是一种比较少见的恶性肿瘤。由于国家、民族、宗教信仰以及卫生习惯的不同,阴茎癌的发病率有明显的差异。20世纪50年代以前,阴茎癌曾是我国男性泌尿生殖系统常见的恶性肿瘤,之后随着人民生活水平的提高以及卫生条件的改善,阴茎癌的发病率迅速下降,甚至已经很少见了。

阴茎癌常长在哪里?

正常情况下,新生儿的阴茎龟头由包皮包裹,随生长发育包皮逐渐回缩至冠状沟,直至龟头完全显露。阴茎癌好发于冠状沟、包皮内板、龟头等位置;由于多从阴茎头、冠状沟和包皮内板处发生,阴茎癌相对容易发现。

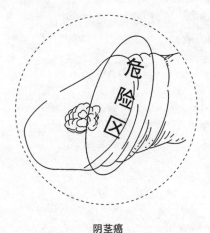

阴茎癌

认识和预防阴茎癌

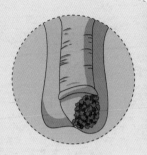

阴茎癌是发生在男性外生殖器官的恶性肿瘤。一些先天性生理条件、不洁的卫生习惯等容易诱发阴茎癌。

◎ 阴茎癌有哪些表现呢？

大多数阴茎癌表现为阴茎龟头部出现丘疹、疣、溃烂或菜花样斑块，严重者发生糜烂并伴脓性恶臭分泌物。如果早期病变不能及时发现并适当处理，肿瘤慢慢长大如菜花状肿块或癌性溃疡，如同阴茎末端长出一个变质的"花菜"。阴茎癌从肿瘤形态上可分为原位癌、乳头状癌和浸润癌三种。原位癌常位于阴茎头和冠状沟，罕见发生于阴茎体。原位癌呈现为边界清楚、乳头状或菜花状的红色斑块状突起，有脱屑糜烂，生长缓慢或数年不变，伴有脓性分泌物和恶臭，质脆易出血。病变一般局限于原发灶，发生淋巴结转移的较少。浸润癌以冠状沟多见，呈湿疹样，有硬块状基底，中央有溃疡，伴脓性或血性渗出液。

【温馨提醒】
阴茎癌重在早期预防，且可以完全杜绝其发生。随着人民生活水平的提高以及卫生条件的改善，阴茎癌的发病率迅速下降，甚至极为少见。这主要得益于阴茎局部保持清洁并且包皮环切术的增多；另外保持洁身自好，几乎不会发生阴茎癌。

◎ 阴茎上长肿块都是阴茎癌吗？

不全是。并非所有的阴茎肿物都是恶性的，还有一些病变完全是良性的。比如冠状沟或系带处的神经瘤（坚硬的白色丘疹），冠状沟处的血管瘤（呈现红色斑丘疹形态），冠状沟处的珍珠样丘疹（正常变化）。还有一些异物可能也表现为阴茎龟头处肿物，如包皮过长而蓄积的包皮垢，患者自行局部注射的药物或植入的异物等。

◎ 阴茎上出现溃烂就都是阴茎癌吗？

不一定，并非所有的阴茎溃烂都是阴茎癌。阴茎龟头炎也会导致阴茎出现红斑或糜烂；某些药物或物质也会导致阴茎局部皮肤过敏而出现溃烂。

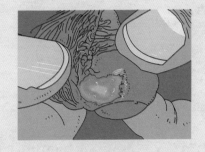

◎ 阴茎癌发生主要受哪些因素影响？

阴茎癌的确切病因还不完全清楚。目前较为公认的是包皮过长或包茎导致包皮垢长期刺激引发恶变的学说。阴茎癌的发生还被认为与卫生状况、性伴数量、病毒感染（单纯疱疹病毒 HSV 或人乳头状病毒 HPV）、吸烟以及包皮环切术后皮肤瘢痕形成、肾移植患者免疫抑制药应用等因素相关。

◎ 阴茎癌可以预防吗？

阴茎癌是可以预防的！已证明在新生儿时期行包皮环切术可有效的预防阴茎癌发生。这是由于包皮环切术消灭了密闭的包皮内环境，进而防止了阴茎癌发生。另外避免混乱的性生活对防止病毒感染有积极意义，同时预防 HPV 感染可降低阴茎癌以及宫颈癌发生的风险。

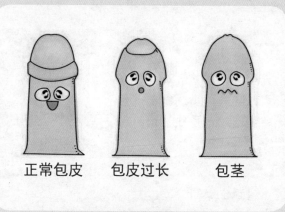

正常包皮　　　包皮过长　　　包茎

◎ 有无其他癌症转移到阴茎上的呢？

阴茎转移癌极其罕见，世界范围内有发现膀胱、前列腺、肾脏、直肠等部位的恶性肿瘤偶然可以转移到阴茎上。重庆市肿瘤医院泌尿外科既往有发现肺部肿瘤、淋巴瘤转移到阴茎上的病例。

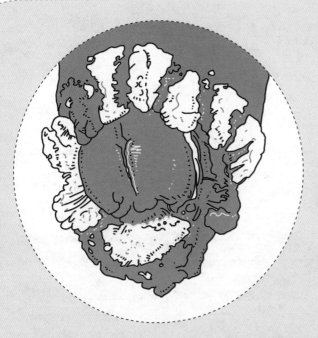

◎ 阴茎上还有哪些病变可能与阴茎癌混淆呢？

由于尴尬、无知、负罪感等心理，国人对于阴茎部位的病变都羞于启齿。其实大部分阴茎上的病变并不是阴茎癌，而是炎症或性病。

性病主要经无保护的性行为传播，具体有尖锐湿疣、梅毒、疱疹、性病性淋巴肉芽肿等疾病。不管是什么病变，均应尽早检查，只有这样才能及时获得正确的诊断结果，避免延误病情。

阴茎癌的早期诊断

男性如果发现阴茎、龟头、包皮等处长出新生物、溃烂等表现，一定要及时到医院就诊，查明原因，不要因为羞耻而延误病情。

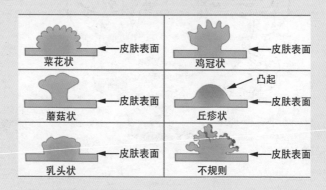

◎ 阴茎癌局部病灶有什么表现？

　　阴茎癌常常由小的病变开始逐渐侵犯至整个阴茎头，再到阴茎体和阴茎海绵体。早期癌变表现为阴茎包皮的增厚，大多数患者还会出现阴茎头部丘疹、溃疡、疣或菜花样斑块，继而发生糜烂等病变。

◎ 自行检查阴茎的时候如何评估局部病变呢？

　　只要不是包茎，在个人卫生清洗的时候是可以自行观察到阴茎龟头及包皮病变情况的。观察时需注意以下几点：有无病变，病变的表现、形态（乳头状、结节样、溃疡样或扁平样）、数目、颜色、具体位置等。这对于自行检查非常重要且简单。如果自己无法完全判断就需及时就医，医生会进行更加细致的观察并作出判断。

◎ 为诊断阴茎癌，医生一般会安排做哪些检查呢？

首先，医生会检查病情局部情况，如病变的表现、形态（乳头状、结节样、溃疡样或扁平样）、数目、颜色、具体位置等。而且还会观察病变侵犯的程度，有无影响到排尿等。此外，还会进行一些辅助检查，如超声影像学检查、盆腔 CT 等等项目来评估病情。

◎ 局部肿块越大越危险吗？

阴茎肿块的大小并不代表肿瘤侵犯深度及其发生转移的风险。不管肿瘤纯粹向外生长或由于包茎等受限从而向内生长，只要没有侵犯皮下组织、海绵体等组织，发生转移的风险就较低，此时不管肿块大小如何，其危险性都不大。当然，放任肿块生长，随着肿瘤增大，其局部侵犯或发生转移的可能性也相应大，因此越早期发现早期处理越安全。

◎ 阴茎癌患者一定要行组织活检吗？

阴茎癌的任何治疗开始之前都建议通过活检组织的镜下检查得到确诊。另外活检还可以评估病变程度、血管/淋巴管是否受到侵犯以及病理学分级。这些信息可以为选择治疗方案的时候提供参考。虽然经验丰富的医师可以通过查体对典型病例进行经验性诊断，但仍然不能缺少组织活检。

◎ 阴茎癌活检阴性一定不是癌症吗？

不一定，由于活检取材等客观因素的限制，可能会出现假阴性的结果。绝大部分阴茎癌患者有包皮过长或包茎史，鉴于此，为了获得合适的活检组织，

肿瘤防治科普丛书——泌尿系统肿瘤

75

通常需要在阴茎背部做一切口使病变充分暴露以便于采样。由于活检组织标本较少，局部组织形态欠缺，可能发生假阴性结果，尤其是在高分化癌的患者中容易发生。

◎ 阴茎癌最易转移到什么地方，有什么特点？

阴茎筋膜可暂时阻止肿瘤局部的浸润性生长，保护海绵体不受侵犯，所以累及尿道和膀胱的阴茎癌非常少见。如阴茎筋膜和白膜被穿透，将导致海绵体受侵从而可能发生血行转移。

阴茎癌最早的转移是局部腹股沟淋巴结。由于阴茎的左右淋巴结引流互通，所以阴茎癌的淋巴结转移是通向双侧腹股沟区的。阴茎癌淋巴结转移是一站一站式发生的，如腹股沟浅层淋巴结→深层淋巴结→盆腔淋巴结这种顺序，没有发现"跳跃式"转移，为拦截阴茎癌淋巴结转移提供时机。

◎ 发现腹股沟包块需要做什么？

阴茎癌或可疑阴茎癌的患者，必须仔细检查双侧腹股沟淋巴结。如发现腹股沟可触及的包块，首先需要仔细描述包块的大小、位置、多少、有无活动度、是否光滑、单侧还是双侧等性状，还可以观察下肢或阴囊有无水肿等。然后可采用经皮淋巴结穿刺抽吸活检进行病理学或组织学诊断。

◎ 腹股沟淋巴结肿大一定是转移癌吗？

阴茎癌初期患者中将近一半的可触及的腹股沟淋巴结肿大是炎症反应，并不全部是转移。只有当

首次诊断为阴茎癌的患者在其原发病灶治疗结束
1～2个月后，在随访过程中出现淋巴结增大的症
状时才高度考虑淋巴结转移。

◎ 无法触及的腹股沟淋巴结如何检查？

对未触及的淋巴结，需要进行腹股沟超声检查，
可疑淋巴结可行细针抽吸活检。如活检阴性，但临
床又高度怀疑存在转移可能，则需考虑多次活检。

◎ 阴茎癌淋巴结肿大需抽血检查吗？

阴茎癌患者的血液检查结果一般表现正常，而
处于长期的肿瘤病程、营养不良、病变区域广泛的
化脓感染或腹股沟区转移的患者则可能出现贫血、
白细胞增多和低蛋白血症的情况。抽血检查有助于
了解身体情况，评估病情。

◎ 肿瘤标志物检查有什么意义？

由于阴茎癌多为鳞癌，所以在临床上鳞状细胞
癌抗原常作为阴茎癌的肿瘤标记物指标来检测。虽
然其在诊断中的作用并不明确，但对于评估治疗效
果、检测肿瘤是否复发有独到的意义。治疗后如指
标下降预示治疗效果佳，如随访中指标升高则提示
肿瘤可能复发或有进展。

◎ 腹股沟淋巴结转移还需进一步做哪些检查？

一般在其腹股沟淋巴结转移得到确诊时，需行
盆腔 CT、胸部 CT 等检查来评估远处转移情况。

阴茎癌的规范治疗

诊断阴茎癌后，一定要到正规医院进行治疗，不要听信谣言、迷信、小广告、不实网络信息和病友间的小道消息，以免延误病情。

◎ 阴茎癌主要治疗方式是什么？

外科手术切除是治疗阴茎原发肿瘤的"金标准"，也是极迅速和有效的治疗手段。手术切除的范围则需要根据肿瘤的浸润范围和所属淋巴结是否转移等来决定。

◎ 阴茎癌都需要全部切除阴茎吗？

实际上，临床上常用于阴茎癌患者治疗的是阴茎部分切除术，而不是阴茎全部切除。甚至对于原发病灶仅局限于包皮的早期小肿瘤，仅行包皮环切术、局部病变切除即可，这样能充分保留阴茎功能或最大限度保留阴茎长度。但这些手术方式需要密切随访以防局部复发。

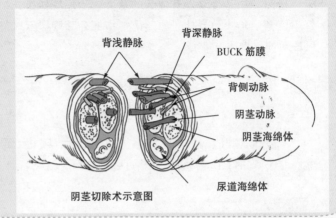

阴茎切除术示意图

◎ 阴茎癌部分切除术后影响日常生活吗？

由于阴茎癌多生长于龟头，所以大部分阴茎癌切除范围为切缘距肿瘤 1 ~ 2cm 左右，还是保留了部分阴茎。这在彻底切除肿瘤病变组织的基础上最大限度的保留阴茎，从而可保持男性直立排尿能力及维持性功能。

◎ 阴茎癌全切手术切除范围多大？

对于局部侵犯严重或阴茎先天较短、手术后无法保持阴茎残端完成站立排尿的患者，可行阴茎全切术。在完全切除阴茎后于会阴部位重建尿道。

◎ 阴茎癌区域淋巴结转移危害有多大？

区域淋巴结有无转移、转移程度、能否根治切除都是影响生存率的决定因素。研究显示，无区域淋巴结转移的阴茎癌患者术后 5 年生存率可达到 95% ~ 100%，当出现单个腹股沟淋巴结转移时，5 年生存率就下降到 80%；如多个腹股沟淋巴结转移，则降低到 50%；而一旦盆腔淋巴结转移，预后更差。所以，是否发生区域淋巴结转移及是否及时正确处理是提高治愈率的一个关键。

◎ 哪些患者一般需行阴茎癌腹股沟淋巴结清扫术？

50% 的阴茎癌患者就诊可触及腹股沟淋巴结肿大，这其中有四分之一的患者肿大淋巴结与炎症有关。研究显示接受预防性淋巴结清扫后证实有淋巴结转移的患者的 5 年生存率可达 80% ~ 90%，而待观察到淋巴结转移后再行淋巴结清扫的患者的 5 年生存率仅为30%～40%。因此,对于阴茎癌为低分化、局部 T2 分期、有血管或淋巴管浸润的患者可积极的实施预防性腹股沟淋巴结清扫, 以获得更好的生存预期。

◎ 阴茎癌区域淋巴结清扫的优缺点有哪些?

阴茎癌区域淋巴结清扫可以治愈 80% 的微转移病灶。但其常见术后并发症有双下肢及阴囊水肿、局部淋巴囊肿、淋巴漏、切口皮瓣坏死和伤口感染等。因此需要灵活掌握手术的适应证、手术时间和手术范围。腹股沟淋巴结清扫术宜分期进行, 最好于阴茎原发癌肿切除后的 2 ～ 3 周实施。仅少数局部感染轻微者可在一期开展淋巴清扫手术。在此期间应用抗生素可减少或避免伤口感染。

◎ 阴茎癌腹股沟淋巴结转移后还需哪些治疗?

腹股沟淋巴结转移后可能发生盆腔淋巴结转移, 对于腹股沟淋巴结转移, 尤其是大于等于两个阳性腹股沟淋巴结的患者, 必须实施盆腔淋巴结清扫术。

◎ 阴茎癌区域淋巴结转移行盆腔淋巴结清扫后还有哪些治疗?

淋巴结转移患者清扫前或清扫后, 可以根据病情进行新辅助化疗或术后辅助放疗。研究显示术前辅助化疗可控制病情、缩小病灶并提高手术效果。而术后辅助放疗则有助于局部病情的控制。

阴茎癌的康复管理

阴茎癌经过规范化治疗后，还要进行康复管理，一方面医生要随访治疗效果，另一方面医护人员还要指导你恢复健康。

◉ 阴茎癌术后影响生活质量吗？

早期阴茎癌一般行手术治疗，其大部分为行阴茎部分切除术。此手术因尽量保留男性站立排尿的功能和阴茎长度。术后需要观察的是有无因尿道口狭窄而引起的排尿异常、淋巴回流受限出现局部及双下肢水肿、性功能的影响等。

◉ 阴茎癌术后排尿困难怎么办？

术后需要密切观察排尿情况，如出现排尿困难、尿线变细为之前一半、尿线分叉等表现，多为重建的尿道口狭窄或局部黏膜瓣膜形成，这时可积极的定期扩张前尿道，避免尿道口狭窄加剧。患者不应该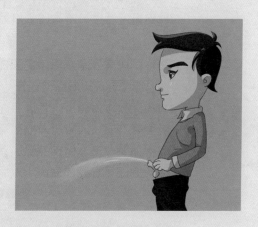等排尿极度困难、尿道口呈针尖状时才返院治疗，这反而会增加治疗难度。

◎ 阴茎癌术后患者出现下肢或局部水肿怎么办？

由于腹股沟区域淋巴回流系统是静脉回流的重要补充，腹股沟淋巴结清扫术后，淋巴回流系统遭到破坏及阻断，重新建立侧支循环需要较长时间，因此下肢及局部组织会出现水肿。这个时候不用过多担心，患者可适当加强双下肢伸曲活动并在局部热敷来促进水肿消退。

◎ 阴茎癌做完手术还会复发吗？

阴茎癌原发病灶局部的复发率因治疗手段不同而完全不同，尤其是对于仅行包皮环切术、局部病变切除的患者，局部复发率高达50%。因此，阴茎癌需要密切随访。通过加强随访，可早期发现局部复发病灶并及时进行治疗。早期治疗并不会降低整体生存率。

◎ 阴茎癌术后饮食有无注意？

阴茎癌患者术后在饮食上没有特殊禁忌。仅需要待切口愈合后，保持局部清洁干燥，自行密切观察局部及腹股沟情况。同时，保持愉悦的心情及健康的生活方式可能有利于整体生活改善。

◎ 阴茎癌术后复查的项目是什么？

阴茎癌术后复查的内容也根据病情以及采取的治疗手段变化而变化。但总体而言，主要通过彩超评估原发病灶及腹股沟淋巴结情况，通过盆腔CT或磁共振、胸部CT等检查评估有无远处转移。

◎ 阴茎癌随访的意义是什么？

　　定期的随访，可以评估阴茎癌疗效及患者的生活质量，早期判断有无复发并继续给予积极有效的治疗。

◎ 阴茎癌随访的方法主要有哪些？

　　由于阴茎及腹股沟淋巴结位于人体表浅位置，所以随访必须以查体为基础，主要通过视诊观察、触诊查体。日常自行观察阴茎残端有无狭窄、病变，双侧腹股沟区有无异常包块，以及双下肢有无水肿等如发现异常及时找专科医生就诊。

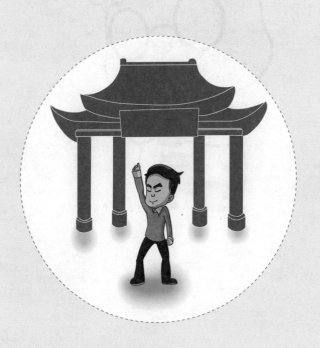

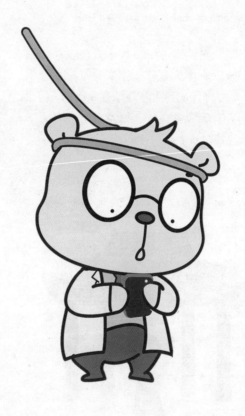

6

前列腺癌

什么是前列腺?

　　前列腺是雄性哺乳动物生殖系统中的一个器官，属外分泌腺。前列腺的主要功能是分泌和储存前列腺液，它分泌的前列腺液，含有抗菌因子，能起到保护尿道的作用。

　　前列腺每天以 0.5 ~ 2ml 的量，经前列腺腺管排到后尿道后，随尿液排出体外。前列腺腺管内存有一定量的前列腺液。前列腺液可与精子混合成精液。在解剖学和生理学上前列腺的构造因物种不同而有差异。

　　一个健康的人类男性其前列腺约有 3cm 长，重约 20g，位于骨盆腔，膀胱之下及直肠之前。

什么是前列腺癌?

　　前列腺器官是男性专属腺体，位于膀胱直肠之间，常经直肠行指检可触摸到前列腺。一般如同"板栗"大小，随年龄增大而增大。前列腺可分为外周带、中央带、移行带和尿道周围腺体区。所有良性前列腺肿瘤——前列腺增生结节，大部分发生于移行带和尿道周围腺体。而前列腺癌则指前列腺的组织细胞受到致癌因素的影响而发生的恶性增生，这些癌变结节常发生在外周带，其癌细胞可随着血液扩散到身体其他部分，最容易转移到骨。

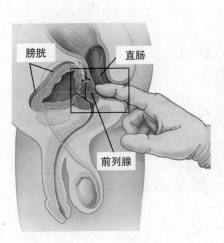

膀胱　　直肠

前列腺

认识和预防前列腺癌

前列腺癌是男性常见的恶性肿瘤，不过，前列腺癌进展很慢，即使一些老年人罹患前列腺癌，很多时候也不会危及生命。

◎ 前列腺癌在人群中常见吗？

前列腺癌是男性生殖系统常见的恶性肿瘤。前列腺癌的发病率在国内外有很大差别。欧美各国发病率较高，在北欧各国前列腺癌的发病率占男性肿瘤的第一位，其在美国现也跃居首位，西欧、南美的发病率低些，东欧和亚洲发病率最低。另外不同种族的发病率相差很大，黑种人发病率及死亡率最高，白种人次之，黄种人最低。

前列腺癌在我国泌尿系肿瘤中占第三位。但是，近年来在我国的发病率有加速上升的趋势。据估计，欧美 50 岁以上的男性当中，大约有 40% 的人前列腺中患有面积很小的癌症。然而，只有 8% 的男性会发展为需要治疗的癌症，只有 3% 的男性会死于这种病。在大多数病例中，前列腺癌在年龄较大的男性中发展缓慢，并不会导致死亡。

◎ 前列腺癌会有哪些表现？

前列腺癌早期通常没有症状，但肿瘤阻塞尿道或侵犯膀胱颈时，则会发生下尿路症状，严重者可能出现急性尿潴留、血尿、尿失禁。骨转移时会引起相应部位骨痛、病理性骨折、贫血、脊髓压迫等症状，甚至导致下肢瘫痪。

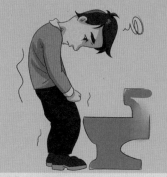

高度怀疑前列腺炎的症状

排尿困难

血　尿

骨　痛

【温馨提醒】

前列腺器官是男性专属腺体，位于膀胱、直肠之间，常经直肠指检可触摸到。大小如同"板栗"，并随年龄增大而增大。大部分良性前列腺增生结节都发生于移行带和尿道周围腺体（如同橘子的橘瓣），而前列腺癌变结节常发生在外周带（如同橘皮）。因此不同病变带来的临床症状不同，具体治疗上也完全不同。

◎ 前列腺癌会遗传吗？

前列腺癌的遗传因素很重要，全球黑种人发病率高，有家族史的发病率也高。据统计，前列腺癌患者的兄弟比其他人发生前列腺癌的风险高 3 倍，且容易早年发病。有患者几代人均有发病的报道，且多在 60 岁以前发病。最近 10 年广泛应用分子生物学技术和方法研究遗传性前列腺癌，通过检测肿瘤细胞的基因改变，发现有基因的杂合性缺失。有研究发现，15% 的前列腺癌病例存在这种基因改变，有研究甚至报道该基因改变发生的比例高达 75%。另一方面在特定的亲属中某些癌基因出现相同的变异，而构成这些位点的密码具有遗传易感性。这些都说明了前列腺癌与遗传的关系。

◎ 前列腺癌有哪些类型？

95%的前列腺癌都有程度不等的腺泡分化，称为经典型前列腺腺癌。可通过对腺泡分化和间质浸润程度的评估，作为肿瘤恶性程度分级（Gleason评分），从而为确定肿瘤的生物学行为及为确定治疗方案提供依据。除了典型的前列腺腺癌以外还有一些特殊类型前列腺癌，不形成经典型腺泡结构的前列腺癌，它们难以采用Gleason分级标准，肿瘤的恶性程度不等，治疗方法也各不相同。这些特殊的前列腺癌包括：导管腺癌、导管内癌、小细胞癌、黏液腺癌、移行细胞癌、肉瘤样癌、鳞癌、淋巴上皮样癌和腺样囊性癌。因此在医院就诊时，即使医生通过临床诊断患者患有前列腺癌，也会建议患者行前列腺穿刺活检，就是为了明确前列腺癌的类型和恶性程度，以便制定更详细的治疗方案。

◎ 前列腺癌可以预防吗？

导致前列腺癌的主要危险因素有如下方面：

● 生活方式包括：饮食、营养、肥胖、吸烟、饮酒、体育锻炼、晒太阳、性生活；

● 遗传：前列腺癌的家族史；

● 人口学：种族、年龄和社会经济状况；

● 医疗：药物防治；

● 环境职业因素：空气和水源受到污染，杀虫剂和化学药品的应用以及职业危险。

因此，除了不可逆转的因素（如年龄、种族和遗传）外，自身能够做好前列腺癌预防的就是改变饮食习惯，增加水果蔬菜摄入，限制热量/控制肥胖，同时增加体育锻炼。

◎ 前列腺癌会转移吗？

　　前列腺癌如果没有早期发现，后期是很容易出现转移的，前列腺癌常见的转移部位是骨骼，也可以转移到淋巴结、肺、肝、脑等部位。因此，早期的检查并及时治疗非常重要。

◎ 哪些饮食与前列腺癌有关呢？

　　虽然具体的确定因素仍在探讨，但目前认为，高动物脂肪饮食是一个重要的危险因素。其他风险因素还包括维生素 E、硒的摄入不足。而番茄因为含有强抗氧化的番茄红素被认为前列腺癌潜在的保护因子；另外绿茶也可能是前列腺癌的预防因子。

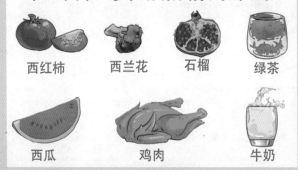

哪些食物可以预防前列腺癌？

西红柿　　西兰花　　石榴　　绿茶

西瓜　　鸡肉　　牛奶

◎ 吸烟与前列腺癌有关吗？

　　多个研究分析显示吸烟与肺癌发生的关系最大，其次为心脑血管疾病，吸烟者患前列腺癌的比例更高。

◎ 何为"血 PSA"？

　　PSA 的中文名称叫前列腺特异性抗原，是前列腺上皮细胞合成产生的一种蛋白。由于其只在前列腺组织中产生，所以被称为前列腺特异性抗原。当血液中 PSA 增多，可能是患癌的症状，也可能是前列腺增生肥大或前列腺炎引起。通过检测"血 PSA"结果，结合患者症状，可以对前列腺癌进行早期诊断、追踪病情发展。多年的临床应用实践发现，PSA 不能完全代表整个病情及判断是否患前列腺癌，但确是较为便捷的筛选及评价病情指标。

◎ "血 PSA"有啥临床意义？

正常值在 4ng/ml 以下，假如这个数值超过 10ng/ml 的话，患前列腺癌的概率会达到 66% 左右；4ng/ml 以下发生前列腺癌的可能性比较小；4 ~ 10ng/ml 之间为可疑区，发生率在 30% 左右。临床常用 PSA 来筛查患者是否患有前列腺癌。对患有前列腺癌的患者，定期检查 PSA 有助于判断治疗效果。

【温馨提醒】
前列腺特异性抗原（PSA）是有高度前列腺器官特异性的一种蛋白。通过抽血检查 PSA，结合患者症状以及其他检查，可以对前列腺癌进行早期诊断、追踪病情发展。PSA 不能完全判断是否患前列腺癌以及不能完全代表前列腺癌的整个病情，但确是较为便捷的筛选及评价病情指标。

◎ 检查"血 PSA"临床指导的优缺点？

20 世纪 80 年代后期，前列腺癌的诊断和治疗进入了"PSA 时代"。随着 PSA 筛查工作的广泛开展，前列腺癌的发病率出现了明显的"精选效应"，同时也使人群中前列腺癌的临床分期和病理构成发生了变化。研究表明，应用 PSA 进行大规模前列腺癌筛查是目前早期诊断前列腺癌最有效的方法。PSA

筛查可提高前列腺癌的治疗效果和降低治疗的总体花费。但在前列腺癌的晚期，尤其患者对前列腺癌治疗产生耐药后，PSA 判断病情的准确性就下降了，此时除了检查 PSA 以外，还要结合患者的症状及影像学检查来综合判断病情的好坏。

【温馨提醒】
直肠指检联合血 PSA 检查是目前公认的早期筛查疑似前列腺癌最佳方法。临床上再通过前列腺系统性穿刺活检（经直肠或经会阴）取得组织病理学诊断方能得以确诊。

◎ 雄激素对前列腺癌的作用如何呢？

男性的雄激素绝大部分由睾丸产生，其通过影响前列腺的上皮细胞的增殖和分化来影响前列腺的发育、成熟及维持。目前公认的是，雄激素对前列腺癌的发生起着重要的作用。长时期缺乏雄激素似乎可预防前列腺癌的发生，但目前还不清楚前列腺癌发病风险与雄激素浓度之间确切的量效关系，尤其还不明确正常雄激素浓度范围内是否也与前列腺癌发病风险相关。目前最经典的前列腺癌标准治疗方案是去势治疗，即通过手术切除睾丸或药物抑制雄激素从而达到手术或化学去势的目的。另一方面还可以通过抗雄激素受体药物抑制雄激素受体发挥作用从而抑制前列腺癌。

【温馨提醒】
我国前列腺癌患者发现时大部分已在中晚期，但即便如此，也首先要到正规的肿瘤专科医院进行治疗前的综合评估，根据具体病情制定个体化的治疗方案。因为即便是中晚期前列腺癌，其个体化的疗效也尚可，因此个体化治疗的意义和价值极大。

前列腺癌的早期诊断

前列腺癌的早期诊断主要是患者重视自身症状，特别是排尿不畅，而且排尿不畅进行性的加重。如果出现这些症状，要及时到正规医院就诊，查明原因。

◎ 前列腺癌局部病灶有什么表现？

前列腺癌的主要发病部位为后侧包膜下腺体，在局部主要表现为梗阻症状：具体为尿流缓慢、尿流中断、排尿不尽、尿频，严重时可以引起尿潴留。其阻塞过程中有两个特点具有临床意义：

● 病程进展快，与前列腺增生的"进行性排尿困难"病情进展缓慢不同；

● 血尿并不常见。

◎ 临床上，哪些患者需要检查有无前列腺癌呢？

有上文中症状的人群都应进一步检查有无前列腺癌。由于前列腺癌患者主要是老年男性，新诊断患者中位年龄为 72 岁，高峰年龄为 75 ~ 79 岁。在我国，在小于 60 岁的男性中前列腺癌发病率较低，在超过 60 岁的男性中发病率明显增长。因此目前对 60 岁以上的男性，需要常规筛查有无前列腺癌。如有周身骨痛、关节痛等也需引起重视。

◎ 如果诊断前列腺癌，还需进一步做哪些检查？

直肠指检联合"血 PSA"检查是目前公认的早

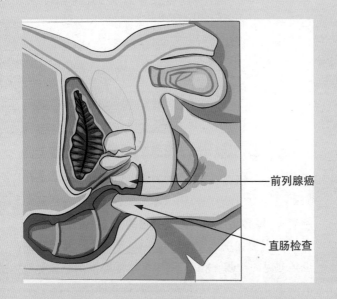

前列腺癌

直肠检查

期疑似前列腺癌最佳筛查方法。

　　临床上通过前列腺系统性穿刺活检取得组织病理学诊断后方能得以确诊。现在多个研究也显示靶向穿刺可提高前列腺癌诊断率，另外少数患者是在前列腺增生手术后病理中偶然发现前列腺癌的。一般还需要做如下检查来进行诊断并确定治疗分期：经直肠前列腺彩超检查及超声造影检查、前列腺MRI检查和全身骨扫描检查。其中前列腺MRI检查除了可以显示前列腺包膜的完整性、肿瘤是否侵犯前列腺周围组织及器官，还可显示盆腔淋巴结受侵犯的情况及骨转移的病灶。这在临床分期上有较重要的作用，甚至可以结合其他检查做出临床诊断。

◎ 前列腺癌肿瘤越大越危险吗？

　　前列腺肿瘤大小与危险程度并不一定成正比，前列腺癌的危险程度主要与前列腺癌的恶性程度、肿瘤局部浸润及远处转移的程度有关。前列腺癌的病理分级极其重要，推荐使用 Gleason 评分系统。一般根据血清 PSA、Gleason 评分和临床分期将前列腺癌分为低、中、高危三个等级，进而依据前列腺癌的危险程度指导治疗和判断预后。

◎ 前列腺癌患者需要行活检吗?

前列腺癌有不同的病理类型，肿瘤的恶性程度也不一样。所以在医院就诊时，即使医生通过临床诊断患者患有前列腺癌，也会建议患者行前列腺穿刺活检，就是为了明确前列腺癌的类型和恶性程度，以便制定更详细的治疗方案。大部分诊断前列腺癌也是通过活检明确病理，为后续治疗提供参考。同时，活检也是患者参加临床研究的必备条件。

◎ 诊断前列腺癌都是经过活检的吗?

有些男性抽血检查 PSA 和肛门指检都没有异常，却因前列腺增生做前列腺部分切除手术而意外发现前列腺癌。随着年龄增长，大部分男性会出现前列腺良性增大，其中部分男性前列腺明显增大，压迫尿道，影响尿液从膀胱排出，出现排尿困难，这种情况下往往需要做手术切除部分前列腺，解除对尿道的压迫，达到通畅排尿的目的。常规情况下，医生会将切除的这部分前列腺做病理检查（制成切片由病理医生在显微镜下检查），有的时候病理检查就会意外诊断为前列腺癌。幸运的是，这些患者往往处于早期，预后很好。

◎ 前列腺癌全身有哪些症状?

全身症状表现为消瘦乏力、低热、进行性贫血、恶病质或肾衰竭。当肿瘤侵犯到包膜及其附近的神经周围淋巴管时，可出现会阴部疼痛及坐骨神经痛。骨痛是常见的晚期症状，表现为腰骶部及骨盆的持续性疼痛，卧床时更为剧烈；直肠受累时可表现为排便困难。

◎ 前列腺癌为什么老年人容易发生？

50 岁以下的男性很少罹患前列腺癌，所占比例不到所有患者的 0.1%。前列腺癌的高发年龄在 70 ~ 74 岁之间，85% 的患者确诊时年龄都超过了 65 岁。在世界范围内，85 岁男性罹患前列腺癌的累计风险在 0.5% ~ 20% 之间。由此可见，前列腺癌主要发生于老年男性，其发病率随年龄增加而增加。

◎ 磁共振成像能直接诊断前列腺癌吗？

不要依赖单一的磁共振成像检查结果。另外，B 超和骨扫也可作为在 PSA 结果提示有患前列腺癌可能后的进一步诊断。但需要注意的是，虽然磁共振成像结果也在前列腺癌的检出中具有很大的使用价值，但其对医院、对机器和医生的要求都比较高。因为磁共振成像是一项非常复杂的检查，里面涉及到几十个参数的调整，不同的参数调整会直接影响到"探测"前列腺癌的灵敏度。由于检查参数设置的不适合，可能对前列腺癌造成误诊，所以不要只依赖某一次磁共振检查的结果。

◎ 前列腺癌最易转移到什么地方，有什么特点？

前列腺癌如果没有早期发现，后期是很容易出现转移的，前列腺癌常见的转移部位是骨骼。大多数患者病程较隐匿，当转移灶引发症状时，最常见的表现是疼痛，通常局限、间断发作，进行性加重数周以至数月，之后进展为剧烈疼痛，夜间疼痛较重。疼痛是由骨被破坏造成的机械原因或肿瘤释放化学物质所致。少数患者以病理骨折为首发症状，多发生于下肢，病理骨折所致的功能障碍和长期卧床还可引起其他严重并发症。脊柱部位的骨转移常压迫脊髓、神经根或马尾神经，引起神经系统的症状，椎体的破坏还会导致脊柱不稳定。表现为持续存在并逐渐加重的隐痛、酸痛、剧痛，尤其以夜间疼痛更为明显。

◎ 考虑前列腺癌需要做哪些全身性检查？

可行全身骨扫描检查了解有无骨转移，前列腺癌最常见远处转移部位是骨骼。全身骨扫描可比常规 X 线片提前 3～6 个月发现骨转移灶，敏感性较高但特异性较差。另外可通过胸片、腹部彩超了解有无内脏转移。目前也推荐低剂量胸部 CT 来评估胸肺部情况。

◎ 前列腺癌能通过血液化验来检查吗？

前列腺癌可以通过血液中 PSA（前列腺特异性抗原）来检查。正常值在 4ng/ml 以下，假如这个数值超过 10ng/ml 的话，患前列腺癌的概率会达到 66% 左右；4ng/ml 以下发生前列腺癌的可能性比较小；4 ~ 10ng/ml 之间为可疑区，发生率在 30% 左右。临床常用 PSA 来筛查患者是否患有前列腺癌。对患有前列腺癌的患者，定期检查 PSA 有助于判断治疗效果。

◉ 为什么前列腺癌患者需要做骨扫描？

前列腺癌最常见的转移部位为骨骼，因此，对于临床医生评估患者骨转移风险较大的患者需行骨扫描检查。骨扫描核医学检查应用特殊指示剂，常比普通 X 线片提前 3 ~ 6 个月发现骨转移灶，敏感性较高；但容易被关节炎、增生、骨折等其他病变干扰，特异性欠佳。骨扫描结果结合临床其他指标还可以充分早期评估前列腺癌有无骨转移、定位出转移的位置及数量，还可以对治疗后效果进行评价。

◉ 为什么有些前列腺癌患者需要做肺部 CT？

前列腺癌常见的转移部位是骨骼，但部分患者也会出现肺、肝等部位的转移，对于胸片检查怀疑有转移的患者，需行肺部的 CT 检查。而且 CT 更加敏感，能早期发现微小病灶，比 X 片更敏感。目前低剂量胸部 CT 也被推荐来评估肺部情况并减少辐射。

前列腺癌的规范化治疗

前列腺癌一旦确诊后，要到正规医院进行治疗，医生
会根据你的病情、全身状况和肿瘤有无转移等为你制
定最佳治疗策略，不要听信祖传秘方，以免延误病情。

◎ 发现前列腺癌怎么治疗？

发现前列腺癌首先要到正规的医院行治疗前的
评估，包括前列腺癌的分期、分级、患者的身体状
况评分，之后由医生根据患者具体病情制定个体化
的治疗方案。前列腺癌的个体化治疗意义重大，由
于前列腺癌需长期治疗且整体治疗效果可、生存期
较长，针对不同患者选用不同方案，不同时期不同
方案都对病情的转归有举足轻重的意义。

◎ 前列腺癌主要治疗方式是什么？

前列腺癌与其他癌症不同的最大特点就是治疗
方式，前列腺癌发生的原因之一是与体内的雄激素
过高有关，所以在前列腺癌治疗中最独特的治疗方
式为"内分泌治疗"，就是设法降低体内的雄激素，
这种治疗方案在大多数分期、分级的前列腺癌患者
中都会应用到，是其他治疗手段的基础。

◎ 前列腺癌都需要手术治疗吗？

以往认为只有局限性的前列腺癌患者需要手术
治疗，随着医学的发展，目前认为只要患者的身体
条件能耐受手术，都可以选择手术治疗，包括局部
的根治性前列腺切除或经尿道前列腺电切术，治疗

的理论基础就是"减瘤"，即减少局部肿瘤的数量对全身的肿瘤控制都有益处。

◉ 前列腺癌根治性切除手术以后影响日常生活吗？

前列腺癌根治性切除术后一般不需"改道"，术后患者还是以手术前的方式排尿。有部分患者手术后会出现"尿失禁"，即尿液不自主的向外流，一般通过后期的训练都能恢复正常排尿，恢复期大约在 1 ~ 6 个月，最长的也在一年内。

◉ 前列腺癌手术切除范围多大？

根治性前列腺切除术（简称根治术）是治愈局限性前列腺癌最有效的方法之一。主要术式已由传统的开放性经会阴、经耻骨后前列腺癌根治术，发展为常规腹腔镜下前列腺癌根治术或机器人辅助腹腔镜前列腺癌根治术。前列腺癌手术切除包括前列腺、精囊腺，大部分患者需行盆腔淋巴结清扫。

◉ 前列腺癌术后恢复如何？

目前前列腺癌手术均为微创，只需在腹部"打 4 ~ 6 个洞"就可以完成前列腺癌根治性手术，部分综合性大医院还使用"机器人辅助腹腔镜"开展前列腺癌根治术。患者术中出血少，术后恢复快。不同医院手术时间及术后恢复时间不同，一般术后恢复需 3 ~ 10 天。

◉ 有转移的前列腺癌还能手术治疗吗？

转移性前列腺癌既往一般选择内分泌治疗，随着医学的发展，转移性前列腺也可以行前列腺局部的治疗，如前列腺切除手术或前列腺放疗，转移部位也可以行手术切除或姑息性放疗。

◎ 转移的晚期前列腺癌有治疗价值吗？

不同于有些癌症，前列腺癌晚期时接受治疗的价值也很大。内分泌治疗对于晚期前列腺癌治疗在相当一段时间内疗效非常好，是治疗晚期前列腺癌的首选，也是标准的治疗方式。然而，前列腺癌经过一段时间的内分泌治疗后，往往会从激素依赖性转为非激素依赖性，并最终发展为去势抵抗性前列腺癌（CRPC）。这个时候就进入了比较难治的阶段。一般而言，这时可以采取化疗、更好的激素二线内分泌治疗等治疗方案。

◎ 什么是前列腺癌的内分泌治疗？

前列腺癌内分泌治疗是前列腺癌治疗的重要手段之一，就是想方设法降低患者体内的雄性激素，可以通过药物抑制睾丸分泌雄激素，同时服用抗雄激素药物，让少量产生的雄性激素不产生作用。目前前列腺癌内分泌治疗的药物有很多，不同分期、分级的前列腺癌患者使用的药物是不一样的。具体需要咨询专业医生的用药意见。

◎ 前列腺癌内分泌治疗药物有哪几类？

早在 1941 年，研究者就证实了前列腺癌对雄激素去除的反应性，奠定了前列腺癌内分泌治疗的基础。任何去除雄激素和抑制雄激素活性的治疗均可称为内分泌治疗。内分泌治疗途径常有：①去势：

去除产生睾酮器官或抑制产生睾酮器官的功能，包括手术或药物去势（黄体生成素释放激素类似物，如亮丙瑞林、戈舍瑞林、曲普瑞林；②阻断雄激素与受体结合：应用抗雄激素药物竞争性阻断雄激素与前列腺细胞上雄激素受体的结合。最近新开发和应用的雄激素生物合成抑制剂——醋酸阿比特龙，又为内分泌治疗增添了新的药物和治疗方法。

◉ 服用内分泌药物治疗有什么副作用？

内分泌药物主要是降低体内雄激素水平的，雄激素降低后，体内的雌激素会相应升高，患者为表现为潮热、盗汗、轻度浮肿、乳房胀痛等表现。

◉ 前列腺癌内分泌药物效果如何？

内分泌治疗药物最初治疗效果非常好，可以让病情垂危的晚期前列腺癌患者重获新生。由于治疗效果出众，发现前列腺癌内分泌治疗方法的学者由此获得了诺贝尔奖。

◉ 晚期前列腺癌临床试验如何入选？

前列腺癌内分泌治疗一段时间后，几乎所有患者都会出现耐药现象，之后病情会逐渐加重。人们不断探索研究，不断有新的药物研发出来。新药上市之前都会进行临床药物试验。临床药物试验一般都有明确的入选和排除条件，患者可到相关医院咨询自己是否符合某项临床药物试验的入选要求。

◉ 晚期前列腺癌入组临床试验有何优点？

可以让患者了解当前国际上前列腺癌的治疗水

平和最新进展。绝大多数临床研究都是免费提供研究药物或治疗，接受新药物治疗的患者有可能从临床研究中获得治愈、延长生存或减轻痛苦等额外的疗效，而这些有可能是采用常规治疗无法取得或疗效较低的。参加临床研究还可能使患者提前一步从新药物中获益，例如，阿比特龙新药临床研究的患者，都提前获得了比第一代抗雄性激素药物更好的疗效；参加临床研究将使患者得到更好的照顾和关注。

◎ 哪些前列腺癌需要行化疗，化疗副作用大不大？

2016 年美国和欧洲的泌尿外科指南推荐有转移的前列腺癌患者选择化疗联合内分泌治疗，采用此方案的患者可比没早期化疗的患者提高近 2 年的生存时间。还有部分患者在出现内分泌治疗耐药后行化疗。前列腺癌的化疗一般选择一种药物，21 天才输注一次。常见的副作用就是白细胞、血小板的减少，部分患者会有恶心等胃肠道反应。越是晚期的患者化疗的副作用越大，因此推荐患者早期行化疗，此时化疗效果更好，副作用更低。

◎ 前列腺癌可否行放疗，其疗效如何？

放疗在前列腺癌治疗中占有重要地位。早期可行根治性放疗，放疗效果可与外科手术切除相媲美。手术后可预防性放疗前列腺窝及淋巴管引流区，外科手术后复发时还可以行挽救性放疗。晚期还可行减瘤放疗或姑息减轻症状的放疗，既可以减轻症状，又可以适当控制肿瘤。因此，放疗在前列腺癌的整个治疗过程中都充当了及其重要的角色。

前列腺癌的康复管理

前列腺癌在经过规范化治疗后，还要进行康复管理，一方面医生要随访病情，了解治疗情况，另一方面医护人员要指导你进行健康恢复，让你生活的更好！

◎ 前列腺癌术后影响生活质量吗？

前列腺癌术后可能会有尿失禁和性功能障碍。

尿失禁一般为暂时性可恢复的。

性功能障碍主要与患者肿瘤的分期、分级有关，肿瘤分期、分级越早保留性功能的可能性越大。如果前列腺癌未侵犯勃起神经血管束，术后阴茎勃起功能会得到保留和恢复；如果前列腺癌侵犯勃起神经血管束，为了切除肿瘤彻底，则不能保留神经。这样术后患者的性生活将会受到影响。

◎ 前列腺癌术后需要辅助化放疗吗？

化疗是去势抵抗前列腺癌的重要治疗手段。

由于转移性前列腺癌往往在内分泌治疗中位缓解时间（6～24个月）后逐渐对激素产生非依赖而发展为去势抵抗前列腺癌，此时化疗能改善症状、延长生存时间，控制疼痛，高生活质量。

早期且局限的前列腺癌经手术治疗后，多数不需要辅助化疗，但可能需要辅助内分泌治疗或放疗。

◎ 前列腺癌做完手术还会复发吗？

前列腺癌手术后仍有复发和远处转移的可能，因此术后要制定个体化的治疗方案并定期随访检查。

◎ 前列腺癌术后饮食有无注意?

前列腺癌术后在饮食治疗上并无特殊注意事项，但推荐低盐低脂饮食的健康饮食。

◎ 前列腺癌术后复查的项目是什么?

成功实施根治性前列腺切除术 6 周后 PSA 不应被检出，如 PSA 仍然升高说明体内有产生 PSA 的组织，即存在残留前列腺癌病灶，需要进一步评估病情并提出合适的诊疗方案。所以术后需要定期复查（一般包括直肠指检、血 PSA、肝功、肾功能，血糖）。不过有时 PSA 升高，并不意味生化复发，同时生化复发并不意味局部复发。因此这些患者有必要时行影像学检查；为开展挽救性局部治疗提供诊断依据，需要敏感的影像学方法检测局部和远处病灶。

◎ 不能手术的晚期患者怎么改善生活?

不能手术的晚期前列腺癌，诊断明确后，需要接受内分泌治疗。经内分泌治疗后可减少副作用的发生、减轻疼痛，延长生存时间；另外还可以选择前列腺姑息性放疗或局部减症放疗，对减轻疼痛有明显益处，从而尽量改善生活质量。

◎ 前列腺癌随访的意义是什么? 需要终身随访吗?

定期检查，早期发现病情发展变化，早期、及时更改治疗方案。前列腺癌是一个"慢性病"，需要终身复查，医生会根据患者病情稳定的程度选择复查的内容及间隔时间。

◎ 前列腺癌随访的方法主要有哪些？

首次随访主要检查与上次治疗相关的并发症，如手术后有无尿失禁、肠道症状以及性功能状态等。医生可以根据肿瘤或患者的特点对随访方法做出相应修改，对于肿瘤分化不好、局部进展的肿瘤或手术切缘阳性的患者应该随访更加严密。在对无症状的患者监测中，排查前列腺癌有关的临床表现、血清 PSA 浓度等为常规随访方法，还可根据病情定期（每 3～6 个月）开展必要的影像学检查，从而评估有无局部复发及远处转移。

◎ 哪些患者存在较大的复发危险？

有高危因素的患者存在较大的复发危险，即血清 PSA 浓度大于 20ng/ml、分期大于 T2c、Gleason 评分大于 7 分、淋巴结阳性和切缘阳性。

◎ 服用内分泌药物的患者如何随访？

根据患者病情稳定的程度选择每 1～3 个月随访一次，随访项目包括：血清 PSA 浓度、肝功、肾功能、血糖浓度和心功能等。

◎ 前列腺癌复发的指征有哪些？

不同的治疗方式后出现复发的定义不一样；复发常指前列腺根治性切除术或根治性放疗后肿瘤复发。其中根治性手术后生化复发定义为血清 PSA 浓度大于 0.2ng/ml，而根治性放疗后生化复发定义为血清 PSA 浓度大于 2ng/ml。另外还有局部复发或远处转移，这都需要根据影像学结果来评估。

【温馨提醒】前列腺腺癌的内分泌治疗最初疗效非常好，常可让病情垂危的晚期前列腺癌患者重获新生，这也是治疗晚期前列腺癌的首选、标准治疗方式。然而，前列腺癌经过一段时间的内分泌治疗后，往往会最终发展为去势抵抗性前列腺癌（相对耐药了），此时才是治疗的难点，将需要多学科的综合治疗。

◎ 前列腺癌复发有哪些分类？

局限性前列腺癌来即使选择根治性前列腺切除术和根治性放疗，但依然存在一定的治疗后复发风险。在根治性治疗后，分别有 27%（根治性前列腺切除术）和 53%（根治性放疗）的患者在 10 年内发生前列腺癌局部复发或远处转移，有 16% ~ 35% 的患者在初始治疗后的 5 年内需要更换为二线治疗方案。一般分为生化复发，即血清 PSA 浓度升高；影像学复发，包括局部复发和远处转移。

◎ 前列腺癌生化复发如何处理？

生化复发并不一定需要立即治疗。此时需进一步检查评估病情，根据患者具体情况选适当的治疗方案。根治性切除术后生化复发的治疗时机和方式依然存在许多争议。对有生化复发，无法明确临床复发者，通过预测肿瘤是局部复发还是广泛转移的方法进行综合分析。局部复发可能性大者可选择观察或挽救性放疗，广泛转移可能性大者可以选择内分泌治疗。已明确局部复发者应选用挽救性放疗或其他局部治疗，如已广泛转移者则应采用内分泌治疗。行根治性放疗的患者因发生血清 PSA 进展绝大部分接受雄性激素阻断疗法。如果没有挽救性措施，从生化复发到临床进展的中位时间为 3 年。

◎ 前列腺癌影像学复发如何处理？

影像学复发的患者是需要接受治疗。此时需进一步检查并评估病情，根据患者具体情况选适当的治疗方案。如开展内分泌治疗、化疗及挽救性放疗，甚至再次进行复发、转移病灶的手术切除等。

08检